臨床現場で役立つ！
実例から学ぶ TDMのエッセンス

編集 | 日本TDM学会
　　 | TDM実例集編集委員会

じほう

序

　1980年，最初にリチウムの血中濃度測定に診療報酬が適応され，その後，ジギタリス製剤，抗てんかん薬の測定に「特定薬剤治療管理料」が新設された．経済的裏付けを伴い，科学に基づいた医薬品の適正使用が本邦に導入され，36年が経過した．その間，対象は感染症治療薬，免疫抑制薬，抗悪性腫瘍薬と拡がり，もはやTDMは欠くことができない薬物療法を支える技術となった．測定機器の精度向上，臨床薬物動態学の展開，関連学会の活性化，薬物療法に関連する診療報酬の拡大などの周辺環境の変化もTDM発展を後押しした．

　TDM導入当初，いかに体内動態や薬効に見る個人差を克服するか，が大きな課題であった．特に，患者個々の体内動態の推定に注力した．ベイジアン推定法の導入は，この問題の解決に大きく貢献した．しかし，臓器移植後の免疫抑制薬の体内動態の記述は，ベイジアン推定法をもってしても困難な場合が多い．しかし，本書でも取り上げた数点（C_0–C_4）の測定値から得られるAUCやCL/Fに基づく投与設計は，多くの症例，血中濃度と臨床効果を評価した結果として得られる経験則であるが，極めて有用であり，繁用される．多岐にわたる医療関係者の技能向上のために，共通に指摘できる点は，多くの症例を経験することが挙げられる．TDMにおいても例外ではないが，症例をまとめた教書は実は非常に少ない．

　本書は日本TDM学会設立30周年記念事業として，TDMの中身を伴ったさらなる普及を目的として企画された．わかりやすく，経験の蓄積を意識したが，TDMは時系列の情報整理が必須となり，時々刻々の患者の症状に応じた対応が必要となることから，考え方や理論の展開に流れを持たせるように編集を心がけた．また，個人差克服の最新知識である薬理遺伝学（pharmacogenomics, PGx）を取り入れた症例も加えることができた．解説が必要と思われる箇所には「編集委員長からのコメント」を加えた．内容的には，中級者対象かと思われるが，TDMガイドラインなどを参考にしながら熟読すると，これからTDMを担当する初心者にも大いに役立つと思われる．

　本書を参考に，多くのTDM担当者が臨床現場で医薬品の適正使用に貢献できることを心から願いたい．

　終わりに，本書の出版のために症例を提供いただいた全国のTDM担当者，じほう出版局の諸氏に深く感謝の意を表する．

2016年5月

日本TDM学会
TDM実例集編集委員会
家入　一郎

◆ **編　集**　日本TDM学会TDM実例集編集委員会

　　家入　一郎　　九州大学大学院薬学研究院薬物動態学分野
　　河崎　陽一　　岡山大学病院薬剤部
　　島本　裕子　　国立循環器病研究センター薬剤部
　　新岡　丈典　　秋田大学医学部附属病院薬剤部

◆ **執　筆**　(50音順)

　　赤嶺　由美子　秋田大学医学部附属病院薬剤部
　　鐙屋　舞子　　秋田大学医学部附属病院薬剤部
　　伊藤　友美　　愛知医科大学病院薬剤部
　　岩澤　瞳　　　愛知医科大学病院薬剤部
　　浦上　宗治　　佐賀大学医学部附属病院薬剤部
　　岡本　剛　　　東京女子医科大学八千代医療センター感染制御部
　　小原　直紘　　国立循環器病研究センター薬剤部
　　加賀谷　英彰　秋田大学医学部附属病院薬剤部
　　河崎　陽一　　岡山大学病院薬剤部
　　川尻　雄大　　九州大学病院薬剤部
　　國本　雄介　　札幌医科大学附属病院薬剤部
　　幸田　幸直　　ホスピタル坂東薬剤部
　　小坂　好男　　東京女子医科大学八千代医療センター薬剤部
　　後藤　英和　　ホスピタル坂東薬剤部
　　小林　恵美子　東京女子医科大学八千代医療センター薬剤部
　　小松　敏彰　　北里大学病院薬剤部
　　齊藤　順平　　国立成育医療研究センター薬剤部
　　島本　裕子　　国立循環器病研究センター薬剤部
　　杉本　悠花　　光晴会病院薬剤科

鈴木 駿介	東京女子医科大学八千代医療センター薬剤部
高山 寿里	国立成育医療研究センター薬剤部
瀧川 正紀	東京都健康長寿医療センター薬剤科
武隈 洋	北海道大学病院薬剤部，同大学院薬学研究院
田坂 健	岡山大学病院薬剤部
田中 勝也	ホスピタル坂東こころの診療科
田中 寛之	国立病院機構北海道がんセンター薬剤部
富田 隆	岩手医科大学薬学部臨床薬剤学講座，ホスピタル坂東薬剤部
新岡 丈典	秋田大学医学部附属病院薬剤部
野田 哲史	滋賀医科大学医学部附属病院薬剤部
萩原 真生	愛知医科大学病院薬剤部
長谷川 彩薫	国立成育医療研究センター薬剤部
春田 昭二	東京女子医科大学八千代医療センター循環器内科
文 鐘玉	ホスピタル坂東こころの診療科
正岡 直樹	東京女子医科大学八千代医療センター産婦人科
松浦 克彦	愛知医科大学病院薬剤部
松田 翔平	中国労災病院薬剤部
松永 典子	長崎大学病院薬剤部
万塩 裕之	安城更生病院薬剤部
矢野 貴久	九州大学病院薬剤部
山澤 裕司	中村記念南病院薬剤部
山下 大輔	国立病院機構神戸医療センター薬剤部
山田 和範	中村記念南病院薬剤部
山田 孝明	九州大学病院薬剤部
山田 雄一郎	東京女子医科大学八千代医療センター循環器内科
横山 敏紀	恵和会西岡病院薬局
吉田 正	ホスピタル坂東内科

Contents

1. 躁うつ病の躁状態を治療するために投与されたバルプロ酸ナトリウムで脱毛を発症した症例 …… 1
2. カルバマゼピン併用によりタクロリムスの血中濃度減少を認めた症例 …… 5
3. ループス腎炎患者におけるタクロリムスとイトラコナゾールの相互作用 …… 10
4. ニロチニブのアドヒアランス不良と血中濃度低値 …… 15
5. 患者個々の体内動態パラメータに基づいた腎移植患者におけるタクロリムス投与設計 …… 21
6. メトトレキサート半減期の著しい延長に伴い急性腎不全が発現した症例 …… 26
7. ミコフェノール酸モフェチルの減量により副作用症状が改善した症例 …… 31
8. 糖尿病合併の下肢熱傷後骨髄炎疑い患者に対するMRSA感染症治療を支援した症例 …… 36
9. 高齢，低体重，低クレアチニン患者の腎機能評価にシスタチンCが有効であった症例 …… 42
10. 浮腫患者のMRSA肺炎にアルベカシンを使用した症例 …… 46
11. 腎機能低下患者のMRSA肺炎にテイコプラニンを使用した症例 …… 50
12. UGT1A1遺伝子情報に基づきイリノテカン塩酸塩水和物を減量投与した症例 …… 55
13. プリミドンの活性代謝物であるフェノバルビタールにより中毒性症状を来した症例 …… 60
14. 炭酸リチウム中毒回避事例 …… 64

15 ベイジアン法を用いた解析によりフェニトインの
投与スケジュール変更を行った症例 …………………………………………………… 67

16 MRSA敗血症患者におけるバンコマイシンの初期投与設計 ……………… 71

17 出血後の低血圧管理と尿量減少によりバンコマイシン
血中濃度が急上昇した症例 ……………………………………………………………… 75

18 バンコマイシンによる高度肥満例に対する敗血症の治療症例 ……………… 80

19 各種抗MRSA薬が無効であった重度敗血症と化膿性脊椎炎合併症例 …… 84

20 バンコマイシンの重症心疾患患者における早期血中濃度
測定時の維持投与設計 …………………………………………………………………… 89

21 クラリスロマイシン併用によりカルバマゼピンの血中濃度が
上昇した症例 ………………………………………………………………………………… 93

22 フェニトイン中毒時の用量調節にTDMを実施した症例 …………………… 97

23 薬物相互作用によりジゴキシンの血中濃度が上昇した症例 ……………… 101

24 感染性心内膜炎治療において血中濃度モニタリングにより
ベンジルペニシリンが奏効した症例 ……………………………………………… 105

25 小児てんかん患者におけるExcelを用いたバルプロ酸
ナトリウムの血中濃度推定と服薬・採血時間の改善 ………………………… 109

26 妊娠中に深部静脈血栓症を発症し，APTTモニタリング下に
未分画ヘパリン皮下注射を導入した症例 ………………………………………… 117

27 血液透析患者におけるバンコマイシン投与設計 ……………………………… 125

28 シクロスポリンによって腎障害を来した症例 …………………………………… 129

29 エベロリムスによる間質性肺炎の誘発が疑われた症例 …………………… 134

30 ミコフェノール酸モフェチル投与によって骨髄抑制を来した症例 ……… 138

31 ボリコナゾール中毒を疑いTDMを実施した症例 …………………………… 143

32 ARCの病態におけるバンコマイシンのTDM ………………………………… 147

33 透析患者におけるフェニトインのTDM ………………………………………… 151

34 血清クレアチニン値とバンコマイシンクリアランスの変化に
乖離が生じた症例 …………………………………………………………………… 158
35 アミオダロン中止後も血中濃度高値が持続した症例 ……………………………… 164
36 アミオダロン投与開始時における注射薬と内服薬併用の有用性 ………………… 167
37 脱水によりジギタリス中毒を来した症例 …………………………………………… 170
38 ピルシカイニド血中濃度が高値を示し，徐脈との関連が
疑われた症例 ………………………………………………………………………… 174
39 ARCが関与すると考えられるバンコマイシン高用量投与が
必要であった症例 …………………………………………………………………… 177
40 心不全症状の発現によりバンコマイシンクリアランスの減少が
認められた症例 ……………………………………………………………………… 181
41 定期的な血中濃度モニタリングによりシベンゾリン血中濃度
上昇を早期に発見できた症例 ……………………………………………………… 185
42 ベプリジルにより薬剤性QT延長を呈した症例 …………………………………… 190
43 透析患者に対するバンコマイシン投与量の検討 …………………………………… 194
44 ボリコナゾール開始後に肝胆道系酵素の上昇を認めた症例 ……………………… 200
45 透析患者で腎がん治療薬スニチニブリンゴ酸塩のTDMを
実施した症例 ………………………………………………………………………… 204
46 血液透析施行中の高度腎機能障害患者に対するリネゾリドの
投与量設計 …………………………………………………………………………… 209

索　引 ……………………………………………………………………………………… 214

躁うつ病の躁状態を治療するために投与された バルプロ酸ナトリウムで脱毛を発症した症例

KEYWORDS 脱毛, バルプロ酸ナトリウム

富田 隆
岩手医科大学薬学部臨床薬剤学講座, ホスピタル坂東薬剤部
文 鐘玉, 田中 勝也
ホスピタル坂東こころの診療科
吉田 正
同内科
後藤 英和, 幸田 幸直
同薬剤部

TDMの目的と患者基本情報

≫ 報告事例内容
- ☐ 初期投与設計例
- ☐ 中毒例（解析・処置例など）
- ☐ 維持投与設計例
- ☑ 服薬指導・病棟活動への応用例
- ☐ 血中濃度解析例
- ☐ その他

≫ 報告対象薬物名
バルプロ酸ナトリウム（セレニカR錠200 mg）

≫ 患者基本情報
年齢：49歳　　性別：女性　　身長：158 cm　　体重：78.4 kg
主疾患：統合失調症　合併症：双極性感情障害
報告薬物の対象疾患：双極性感情障害
主併用薬剤：アリピプラゾール，オランザピン，ブロチゾラム，フルニトラゼパム，酸化マグネシウム
腎機能：正常（検査値　Scr = 0.79　BUN = 11.1）
肝機能：正常（検査値　GOT/GPT = 16/16）
栄養：☑ 食事が主　　☐ 点滴・TPNが主　　☐ 経管栄養が主　　☐ その他
受診：外来

≫ TDMの主目的
- ☐ 投与量や投与間隔の設定やチェック
- ☐ 効果判定のため
- ☑ 服薬状況のチェック
- ☐ 副作用のチェック
- ☐ 服薬方法・投与方法の検討や変更（剤形含む）
- ☐ その他

>>> 測定法／測定システム（試薬）
FPIA／TDX

TDM実施時までの患者の状態・経緯

　躁うつ病の躁状態を治療するため，2010年8月からバルプロ酸ナトリウム（VPA）が投与された。VPAの投与量は1日800mgで維持され，躁状態は安定していたが，投与開始から822日目に脱毛の訴えがあった。脱毛は，洗髪時に頻発し，頭皮が見える程度まで進行していた。脱毛を原因としたノンコンプライアンスが疑われたため，VPAの血中濃度測定を提案した。

血中濃度測定

>>> 投与スケジュール
- ■ 初期投与量設計時のスケジュール
- ■ 維持投与量時のスケジュール
- ✓ 既に長期服用中のスケジュール

>>> 内容
VPA（セレニカR 200mg錠）　800mg/日　1日2回　朝食後・寝る前

>>> 採血時間
トラフ値（投与直前値）

>>> 測定結果
　VPAの血中濃度は，投与開始から773日目までの間，76μg/mLから125μg/mL（9回測定）で推移していた。VPAの投与量が一定であったにもかかわらず，血中濃度が安定しなかった理由は不明であるが，外来患者であったことから，コンプライアンスが影響していると考えられた。822日目に脱毛が発現し，826日目の血中濃度は9μg/mLであった。

>>> 解析結果
　患者への聞き取りにより，血中濃度の低下は，患者の自己判断によるVPAの服用中止であることが明らかになった。その原因は，投与開始から822日目に発現した脱毛であった。

>>> 測定・解析結果についての医師へのコメントと内容
- ■ 行っていない　✓ 口頭で行った　■ 文書で行った

　血中濃度の低下は，患者の自己判断によるVPAの内服中止が原因であることを報告した。

1 躁うつ病の躁状態を治療するために投与されたバルプロ酸ナトリウムで脱毛を発症した症例

医師とのディスカッションと内容

☐ していない　☑ した

投与開始から827日目には，脱毛を原因とした服薬拒否が明らかとなった。主治医との検討により，VPAの投与が中止された。

TDMによる投与スケジュールの変更と内容

☐ しない　☑ した

VPAの投与が中止された。

TDM実施後の患者の状態・経緯

脱毛は，VPAの投与中止後15日目に軽快した。しかしながら，投与中止後117日目に躁状態が再発したため，再投与が開始された。VPAの投与量は1日800mgとし，再投与から2日目には血中濃度は116μg/mLに上昇していた。15日目には，躁状態が改善されたため，投与が中止された。その間，脱毛は発現しなかった。

TDMの実施や結果についての患者説明と内容

☐ しない　☑ した

VPAの血中濃度が治療濃度域内で推移したにもかかわらず，脱毛が発現したことを説明した。加えて，VPAの投与中止で脱毛が軽快したことから，VPAで脱毛が発現した可能性が高いことも説明した。

薬物速度論パラメータ推定法・血中濃度推移・検査値推移等

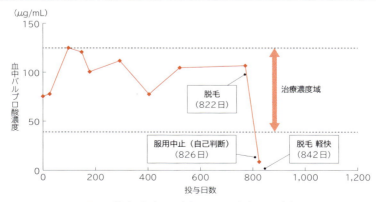

図1　脱毛を発症した症例における血中VPA濃度

報告症例で苦労した点・疑問点と内容／この症例で学ぶべきポイント

　VPAの血中濃度と脱毛発現との関連性を検討した報告が非常に少なかったため，脱毛の予測が難しかった。

　VPAの投与中止により脱毛が軽快したことから，VPAの血中濃度と脱毛発現との関連が深いと考えられた。また，本症例のほかに，VPAによると考えられる脱毛を2症例経験した。いずれの患者においても，VPAの推定血中濃度が100μg/mL程度で約2カ月から2年経過した後に発現した。同様に，Ramakrishnappaらは，約10カ月間，VPAの血中濃度が100μg/mL程度で推移した後に脱毛を発症し，VPAの投与中止により脱毛が回復した1症例を報告している。われわれが経験した3症例とRamakrishnappaらが報告した1症例は，脱毛を発症するまでのVPAの血中濃度が100μg/mL程度で推移した点と，VPAの投与中止により脱毛が回復した点が共通していた。われわれが脱毛を経験した3症例の血清アルブミン濃度は，いずれも異常値ではなかったことから，VPAの遊離型分率の変動による影響はないと考えられた。また，VPAの遊離型分率に影響を及ぼす薬剤も処方されていなかった。

　これらの症例のようにVPAによる脱毛は，高めの治療濃度域で発現したことから，VPAの血中濃度を比較的高濃度で維持している症例では，脱毛の発現に特に注意を払う必要がある。

参考文献
1) 日本TDM学会TDMガイドライン策定委員会抗てんかん薬ワーキンググループ：抗てんかん薬TDMガイドライン，TDM研究，30(2)：53-108, 2013
2) Ramakrishnappa SK, et al.：Serum drug level-related sodium valproate-induced hair loss. Indian J Pharmacol, 45(2)：187-188, 2013
3) Tomita T, et al.：Dose-dependent valproate-induced alopecia in patients with mental disorders. Indian J Pharmacol, 47(6)：690-692, 2015

2 カルバマゼピン併用によりタクロリムスの血中濃度減少を認めた症例

KEYWORDS タクロリムス，カルバマゼピン，相互作用

赤嶺 由美子
秋田大学医学部附属病院薬剤部

TDMの目的と患者基本情報

≫ 報告事例内容
- ☐ 初期投与設計例
- ☐ 中毒例（解析・処置例など）
- ☐ 維持投与設計例
- ☐ 服薬指導・病棟活動への応用例
- ☑ 血中濃度解析例
- ☑ その他（CYP3A5遺伝子多型：＊3/＊3）

≫ 報告対象薬物名
タクロリムス（プログラフ）

≫ 患者基本情報
年齢：65歳　　性別：男性　　身長：163.8 cm　　体重：63.1 kg
主疾患：骨髄異形成症候群　　合併症：HHV6脳症
報告薬物の対象疾患：骨髄異形成症候群
主併用薬剤：プレガバリン，アシクロビル，ガンシクロビル，フェンタニル
腎機能：異常（検査値　Scr＝1.50　BUN＝31.2　CLcr＝43.75）
肝機能：異常（検査値　GOT/GPT＝46/72　RBC＝325×104　K＝3.2）
栄養：☐ 食事が主　　☑ 点滴・TPNが主　　☐ 経管栄養が主　　☐ その他
受診：入院

≫ TDMの主目的
- ☑ 投与量や投与間隔の設定やチェック
- ☐ 効果判定のため
- ☐ 服薬状況のチェック
- ☐ 副作用のチェック
- ☑ 服薬方法・投与方法の検討や変更（剤形含む）
- ☐ その他

≫ 測定法／測定システム（試薬）
CLIA/ARCHITECT

TDM実施時までの患者の状態・経緯

骨髄異形成症候群治療目的にて入院。11/13に非血縁骨髄移植施行となり，拒絶反応・移植片対宿主病（GVHD）抑制のために，移植前日の11/12よりタクロリムス（FK）の持続静注開始（0.03 mg/kg）となった。移植後GVHD等

は見られず，経過良好であった．ただし，全身性の痛み（神経痛）が出現し，11/16よりフェンタニル持続注射開始．その後食事が摂取できるようになり，FKを12/4より内服へ切り替え．全身性の痛みはフェンタニル導入後も続いており，緩和ケアチームより鎮痛補助薬としてカルバマゼピン（CBZ），プレガバリンの処方提案あり．12/7より両薬剤追加となる．

血中濃度測定

≫ 投与スケジュール
- ☐ 初期投与量設計時のスケジュール
- ☑ 維持投与量時のスケジュール
- ☐ 既に長期服用中のスケジュール

≫ 内容
12/4〜　FK持続静注終了→FK内服へ切り替え（プログラフカプセル3mg/day）（8：00，20：00内服）
12/8〜　3mg→4mg/dayへ増量
12/10〜　4mg→6mgへ増量
12/12〜　内服→持続静注へ切り替え

≫ 採血時間
①12/3　9：00　（持続投与）
②12/5　7：00　（トラフ値）
③12/8　7：00　（トラフ値）
④12/10　7：00　（トラフ値）
⑤12/10　7：00＊（CBZ血中濃度）
⑥12/12　7：00　（トラフ値）
⑦12/12 12：00　（C_4：ピーク値）
⑧12/15　9：00　（持続投与）
⑨12/17　9：00　（持続投与）
⑩12/19　9：00　（持続投与）

≫ 測定結果
①11.7 ng/mL
②6.5 ng/mL
③3.6 ng/mL
④3.1 ng/mL
⑤2.7 μg/mL ＊ （CBZ 200 mg服用）

⑥2.7 ng/mL
⑦4.9 ng/mL
⑧16.0 ng/mL
⑨18.6 ng/mL
⑩19.0 ng/mL

≫ 解析結果
①現投与量継続
②現投与量継続
③CBZ開始となっており，増量を推奨
④増量後も血中濃度低下，増量を推奨
⑤有効血中濃度域には未達＊
⑥増量後も血中濃度低下
⑦ピーク値とトラフ値の差は小さい
⑧現投与量継続
⑨現投与量継続
⑩現投与量継続

≫ 測定・解析結果についての医師へのコメントと内容
■ 行っていない　　■ 口頭で行った　　☑ 文書で行った

　CBZによるCYP3A酵素誘導によってFKの血中濃度が低下した可能性をコメント。

≫ 医師とのディスカッションと内容
■ していない　　☑ した

　トラフ濃度と併せて，C_4の値を測定することで，ピーク値とトラフ値の差が求められることを提案した。

TDMによる投与スケジュールの変更と内容

■ しない　　☑ した

★③の測定値より直前にCBZの投与が行われており，FKの血中濃度の低下が見られる可能性を示唆し，増量を提案した。→FK 3mgから4mgへ増量となった。

★④の測定値より増量後も血中濃度低下を認めたことから，さらなる増量を提案した。→FK 4mgから6mgへ増量となった（FK 4mgにて3.1 ng/mLであったことを考慮し比例計算にて5 ng/mLとなるようFK 6mgとした）。

★⑥，⑦の測定値より6mgへ増量後も血中濃度は減少し，ピーク値と考え

られるC₄（T_max 4.2hr：添付文書記載値）とトラフ値の差も小さいことを医師に伝えた。→CBZ中止。

TDM実施後の患者の状態・経緯

本症例はFKの代謝に関与するCYP3A5遺伝子多型＊3/＊3を有する患者である。＊3/＊3の患者は＊1アレル保有者と比較してFK血中濃度が高く推移することが知られているが，CBZ併用に伴いFK血中濃度の低下が認められた。血中濃度低下によるGVHDの発現は見られなかったが，FKの有効血中濃度を維持できないことからCBZは中止。また下痢や食事摂取不良を認めFK内服から持続静注へ切り替えとなった。Phoenix WinNonlinより算出されたCIV開始時における本症例のFK動態パラメータ（クリアランス，分布容積）に基づき，CIV再開時の投与量を0.02mg/kgと設定した。

TDMの実施や結果についての患者説明と内容

☐ しない　☑ した

FKには有効血中濃度域が存在し，血中濃度の値を見ながら投与量を決めるお薬であることを説明した。CBZ併用後，FK血中濃度の低下を認め，増量を行うことを患者に説明した。

薬物速度論パラメータ推定法・血中濃度推移・検査値推移等

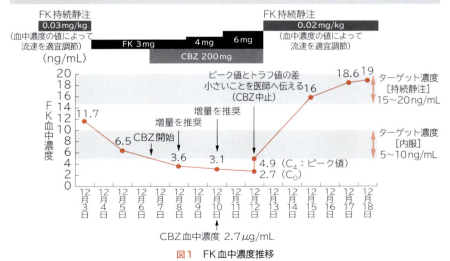

図1　FK血中濃度推移

解析に使用した方法・速度論式・ソフト

　Phoenix WinNonlin〔FK点滴持続静注（CIV）時の血中濃度シミュレーションに使用〕

報告症例で苦労した点・疑問点と内容／この症例で学ぶべきポイント

　FKの投与量を増量したにもかかわらず，FK血中濃度の上昇が見られなかったこと。

　CBZとFKの相互作用は添付文書においても慎重投与となっているが，本症例のCYP3A5*3/*3保有患者においてもCBZ併用により，FK血中濃度の低下を認めた。また，FKの投与量を増量したにもかかわらず，血中濃度は低いままであった。さらに，CBZ濃度は有効血中濃度域には達していなかったが，相互作用を引き起こしていた。

　CBZとFKが併用される場合には，FK血中濃度のモニタリングを慎重に行い，解析結果に基づき投与量を設定する必要がある。

編集委員長からのコメント

　タクロリムスはCYP3A4とCYP3A5で代謝されます。CYP3A5*3と記述される遺伝子（アレルと呼びます）型は，CYP3A5が先天的に欠損するタイプです。したがって，CYP3A5*3/*3型（父親と母親から各1本ずつ引き継ぐので，2本あるCYP3A5の遺伝子が両方ともCYP3A5*3である場合）はCYP3A5酵素が全く欠損します。したがって，タクロリムスはCYP3A4によってのみ代謝されることになります。この症例で見られたタクロリムスの血中濃度の低下は，CBZによりCYP3A4が誘導されたためと考えられます。

■ 参考文献
1) Wada K, et al.：Drug interaction between tacrolimus and carbamazepine in a Japanese heart transplant recipient：a case report. J Heart Lung Transplant, 28(4)：409-411, 2009

3 ループス腎炎患者におけるタクロリムスとイトラコナゾールの相互作用

KEYWORDS タクロリムス，イトラコナゾール

加賀谷 英彰
秋田大学医学部附属病院薬剤部

TDMの目的と患者基本情報

》報告事例内容
- ☐ 初期投与設計例
- ☐ 中毒例（解析・処置例など）
- ☐ 維持投与設計例
- ☐ 服薬指導・病棟活動への応用例
- ☑ 血中濃度解析例
- ☑ その他（CYP3A5*3/*3）

》報告対象薬物名
タクロリムス（プログラフ）

》患者基本情報
年齢：32歳　性別：男性　身長：150 cm　体重：47.7 kg
主疾患：ネフローゼ症候群　合併症：骨粗鬆症，胃潰瘍，深在性真菌症
報告薬物の対象疾患：ループス腎炎
主併用薬剤：プレドニゾロン，リセドロン酸ナトリウム，ファモチジン，アムホテリシンB
腎機能：正常（検査値　Scr=0.79　BUN=21.3　CLcr=77）
肝機能：正常（検査値　GOT/GPT=14/22）
栄養：☑ 食事が主　☐ 点滴・TPNが主　☐ 経管栄養が主　☐ その他
受診：入院

》TDMの主目的
- ☑ 投与量や投与間隔の設定やチェック
- ☑ 効果判定のため
- ☐ 服薬状況のチェック
- ☐ 副作用のチェック
- ☐ 服薬方法・投与方法の検討や変更（剤形含む）
- ☐ その他

》測定法／測定システム（試薬）
CLIA/ARCHITECT

TDM実施時までの患者の状態・経緯

他院においてネフローゼ症候群・ループス腎炎のためプレドニゾロン（PSL）17.5 mg，タクロリムス（FK）1 mg夕食後服用で内服管理が行われていた。

3 ループス腎炎患者におけるタクロリムスとイトラコナゾールの相互作用

4/1尿蛋白増加，全身浮腫著明となり全身管理目的でリウマチ内科紹介入院となった。入院後よりPSL 20mg，FK 3mgへ増量，安静ならびに塩分・蛋白制限を実施し蛋白尿，浮腫改善が見られた。FK投与後のトラフ値の定期モニタリング（4/5, 4/16, 4/26, 5/7）が施行され，5ng/mL以下で推移していた。口腔内カンジダにアムホテリシンBシロップが使用されていたが，5/10深在性真菌症治療目的でイトラコナゾール（ITCZ）内服液に変更となった。

血中濃度測定

≫ 投与スケジュール
- ☐ 初期投与量設計時のスケジュール
- ☑ 維持投与量時のスケジュール
- ☐ 既に長期服用中のスケジュール

≫ 内容
5/10よりITCZへ抗真菌薬が変更となり，5/13の腎機能採血結果からScr値0.79mg/dLと上昇が見られた。FK血中濃度の上昇が疑われたため，主治医に連絡しトラフ濃度モニタリングを行ってもらうように依頼した。その結果，トラフ濃度は16.0ng/mLとITCZ投与前の約3.6倍に上昇していた。

≫ 採血時間
① 4/5　16時
② 4/16　16時
③ 4/26　16時
④ 5/7　16時
⑤ 5/14　9時
⑥ 5/14　16時
⑦ 5/17　9時
⑧ 5/17　16時
⑨ 5/24　16時

≫ 測定結果
① 2.5 ng/mL
② 3.3 ng/mL
③ 4.7 ng/mL
④ 4.4 ng/mL
⑤ 23.0 ng/mL
⑥ 16.0 ng/mL

⑦9.7 ng/mL
⑧8.5 ng/mL
⑨7.8 ng/mL

》解析結果
①3 mg/day 継続
②3 mg/day 継続
③3 mg/day 継続
④3 mg/day 継続
⑤3 mg/day 継続
⑥3→1 mg/day に減量
⑦1 mg/day 継続
⑧1 mg/day 継続
⑨1 mg/day 継続

》測定・解析結果についての医師へのコメントと内容
　☐ 行っていない　　☐ 口頭で行った　　☑ 文書で行った
　ITCZによるCYP3A4阻害によりFK血中濃度の上昇が見られる。

》医師とのディスカッションと内容
　☐ していない　　☑ した
　FKトラフ濃度が急激に上昇しているため，減量の必要がある。

TDMによる投与スケジュールの変更と内容

☐ しない　　☑ した

5/14，16時の採血結果からITCZ投与前の約3.6倍に上昇が見られた。このためFK内服量を3 mg/dayから1 mg/dayに減量を提案した。5/14夕食後の服用分から1 mg/dayに減量となった。

TDM実施後の患者の状態・経緯

5/14夕食後から1 mg/dayに減量となり，トラフ濃度も低下した。その後，Scr値0.68 mg/dL，BUN値17.4 mg/dLと低下が見られ，5/24退院となった。

TDMの実施や結果についての患者説明と内容

☑ しない　　☐ した

3 ループス腎炎患者におけるタクロリムスとイトラコナゾールの相互作用

薬物速度論パラメータ推定法・血中濃度推移・検査値推移等

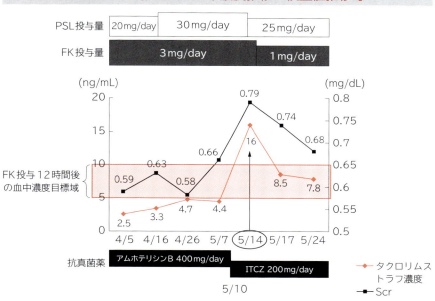

図1　ITCZ併用前後におけるFK血中濃度およびScrの推移

解析に使用した方法・速度論式・ソフト

Win Nonlin 5.2

報告症例で苦労した点・疑問点と内容／この症例で学ぶべきポイント

　FKとITCZは，深在性真菌症治療目的で併用される。腎機能モニタリングから血中濃度上昇を予測し，得られた血中濃度から治療域にコントロールする際のFK投与量の提案で苦慮した。

　FKとITCZ間にはCYP3A4阻害による相互作用が存在し，FK血中濃度上昇による腎障害を予防する目的で血中濃度測定は不可欠である。特にITCZ導入時においては，腎機能値の変動を注視し，腎機能変動時は早急に血中濃度測定を実施し，FKの投与量調整を行う必要がある。また，本症例はFKの代謝に関与するCYP3A5遺伝子多型が＊3/＊3の患者である。＊3/＊3では，ITCZ併用により比較的早期に血中濃度が上昇することが報告されている。

　FK使用患者においてCYP3A5遺伝子多型の結果を理解しておく必要がある。

症例提供者からの追加情報・コメント等

【ループス腎炎患者におけるFKの血中濃度モニタリング】

外来患者はFKを夕方に1日1回連日服用し,来院日朝に採血および血中濃度〔投与後約12時間目の値(C12h)を指標とする〕測定が施行される。当院では副作用の発現を防ぐため,C12hの目標域を5~10ng/mLに設定している。

本症例においては,入院期間のFK血中濃度モニタリングであったため,トラフ濃度をモニタリングしていたが,ITCZの併用によりトラフ濃度の上昇が認められたため,外来通院時の指標であるC12hのモニタリングも併せて実施してもらった(5/14, 5/17)。その結果,ITCZ併用4日後のC12h(23.0 ng/mL)が目標域を大きく超えていることが判明した。

【減量に関する提案】

FK 3mg/day投与時におけるC12hが23.0 ng/mLに達したことから,目標域(5~10 ng/mL)で推移するよう,比例計算にて算出した1/3量(1mg/day)への減量を医師に提案した。

参考文献

1) Nara M, et al.：Effect of itraconazole on the concentrations of tacrolimus and cyclosporine in the blood of patients receiving allogeneic hematopoietic stem cell transplants. Eur J Clin Pharmacol, 69(6)：1321-1329, 2013
2) Mori T, et al.：Drug interaction between oral solution itraconazole and calcineurin inhibitors in allogeneic hematopoietic stem cell transplantation recipients：an association with bioavailability of oral solution itraconazole. Int J Hematol, 90(1)：103-107, 2009

MEMO

4 ニロチニブのアドヒアランス不良と血中濃度低値

KEYWORDS ニロチニブ，アドヒアランス，トラフ値

鐙屋 舞子
秋田大学医学部附属病院薬剤部

TDMの目的と患者基本情報

≫報告事例内容
- ☐ 初期投与設計例
- ☐ 中毒例（解析・処置例など）
- ☐ 維持投与設計例
- ☑ 服薬指導・病棟活動への応用例
- ☐ 血中濃度解析例
- ☐ その他

≫報告対象薬物名
ニロチニブ（タシグナ）

≫患者基本情報
年齢：54歳　性別：女性　身長：125 cm　体重：41 kg
主疾患：慢性骨髄性白血病　合併症：Morquio病
報告薬物の対象疾患：慢性骨髄性白血病
主併用薬剤：ウルソデオキシコール酸，ファモチジン，フロセミド，エナラプリル，カルボシステイン，メコバラミン，テプレノン，チザニジン，トラマドール＋アセトアミノフェン，アスコルビン酸＋パントテン酸カルシウム，セファランチン，柴苓湯，加味逍遙散
腎機能：正常（検査値　Scr = 0.31　BUN = 6.1　CLcr = 134.3）
肝機能：正常（検査値　GOT/GPT = 23/16　T-bil = 1.0）
栄養：☑ 食事が主　☐ 点滴・TPNが主　☐ 経管栄養が主　☐ その他
受診：外来

≫TDMの主目的
- ☑ 投与量や投与間隔の設定やチェック
- ☐ 効果判定のため
- ☑ 服薬状況のチェック
- ☐ 副作用のチェック
- ☐ 服薬方法・投与方法の検討や変更（剤形含む）
- ☐ その他

≫測定法／測定システム（試薬）
HPLC

TDM実施時までの患者の状態・経緯

　イマチニブ抵抗性慢性骨髄性白血病（CML）に対し，ニロチニブによる加療を開始。CMLのイマチニブ抵抗性・不耐容患者を対象としたニロチニブ第Ⅰ・Ⅱ相試験において，1年目時点における細胞遺伝学的完全寛解（CCyR）および分子遺伝学的大寛解（MMR）到達群のトラフ濃度が500 ng/mL以上であったとの報告から，当院ではより早い治療効果を目指して，まずはトラフ濃度500 ng/mLを治療目標としている。

　一方でニロチニブのバイオアベイラビリティは30％と低く，個体内変動も大きい（当院患者での個体内変動の平均は36.4％）。本症例においてもトラフ濃度の変動は認められていたが，内服開始day 300頃までの平均トラフ値700 ng/mLに比べ，day 399には206 ng/mLに低下，その後day 434には93 ng/mL，day 476には26 ng/mLと低値推移となった。この間併用薬剤には変更がなかったことから，ニロチニブのアドヒアランス不良が疑われた。なお，肝機能やビリルビン値，膵酵素，血糖値等に異常はなく，ニロチニブに起因すると考えられる副作用は特に認められなかった。

血中濃度測定

≫投与スケジュール
　■ 初期投与量設計時のスケジュール
　■ 維持投与量時のスケジュール
　✔ 既に長期服用中のスケジュール

≫内容
　ニロチニブのトラフ血中濃度を，外来受診ごとにモニタリングしている。

≫採血時間
　①day 84
　②day 98
　③day 175
　④day 245
　⑤day 280
　⑥day 399
　⑦day 434
　⑧day 476
　⑨day 511

⑩day 546
》》測定結果
①832 ng/mL
②562 ng/mL
③696 ng/mL
④946 ng/mL
⑤823 ng/mL
⑥206 ng/mL
⑦93 ng/mL
⑧26 ng/mL
⑨666 ng/mL
⑩530 ng/mL
》》測定・解析結果についての医師へのコメントと内容
■ 行っていない　　■ 口頭で行った　　✓ 文書で行った

　トラフ値が以前よりも低値推移にあることから，アドヒアランス不良が疑われる旨，コメント。
》》医師とのディスカッションと内容
■ していない　　✓ した

　アドヒアランス向上に向けた患者教育の後，再度TDMを実施するよう依頼・提案。

TDMによる投与スケジュールの変更と内容

✓ しない　　■ した

TDM実施後の患者の状態・経緯

　臨床検査値上主立った有害事象も認めず，副作用によるノンアドヒアランスというよりは病識不足による服薬不履行の可能性が高いと考えられたため，服薬遵守の必要性について指導を行った。その後は服薬率が向上し，ニロチニブの血中濃度も目標レベルの500 ng/mL以上にまで回復した。

TDMの実施や結果についての患者説明と内容

■ しない　　✓ した

　過去目標レベルにて推移していたニロチニブのトラフ値が，直近の2〜3回のTDMにおいて急激に低下していることを提示した。すぐに反省されて

いた。

薬物速度論パラメータ推定法・血中濃度推移・検査値推移等

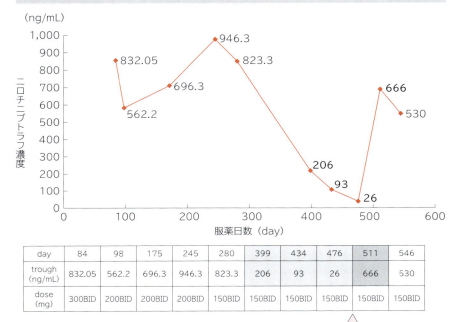

図1　ニロチニブの投与量とトラフ濃度推移

報告症例で苦労した点・疑問点と内容／この症例で学ぶべきポイント

　90％以上の服薬遵守率が寛解への到達を左右するとされる中，外来加療が中心となる経口チロシンキナーゼ阻害薬（TKI）において，患者本人にアドヒアランスの重要性を理解してもらうことに苦労した。

　本症例はニロチニブであるが，イマチニブなどにおいても血中濃度が低値を示している場合，1）吸収率が悪い可能性と，2）アドヒアランス不良の可能性が考えられる。両者の見極めは，経時的にTDMを実施することで判断することが必要である。すなわち，慢性疾患のTDMにおいては，1点のみで判断せずに経時的に推移を確認することが重要である。特に服薬開始後1年以降にコンプライアンス低下が散見される。一方でニロチニブは食事の影響も受け，同じ投与量でも患者内の血中濃度のバラつきが大きい。その点か

らも定期的なモニタリングが必要である。

症例提供者からの追加情報・コメント等

◆TDM実施時までの補足事項

　　CMLのイマチニブ抵抗性・不耐容患者を対象としたニロチニブ第Ⅰ・Ⅱ相試験において，細胞遺伝学的完全寛解（CCyR）および分子遺伝学的大寛解（MMR）への到達は，トラフ濃度500 ng/mLを境に，500 ng/mL以上の群では有意に達成期間が短くなっていたとの報告がある。これより当院では，まずはより早い治療効果を目指して，トラフ濃度500 ng/mLを治療目標の第1段階としている。さらにイマチニブ抵抗性・不耐容症例を対象としたニロチニブ前向き多施設共同研究（EJCML）より，12カ月目にMMRに到達した群のトラフ濃度の中央値が774 ng/mLであったとの報告から，当院での忍容性に問題のない患者においては，次のステップ（より深い寛解への到達）として，トラフ濃度800 ng/mLを目標にコントロールしている。

◆薬物速度論パラメータ推定法・血中濃度推移・検査値推移等に関する補足説明

- Day 84〜day 245にかけて，投与量の変更あるいは同一投与量の中で血中濃度の変動が見られるが，ニロチニブのバイオアベイラビリティは30%と低く，個体内変動も大きい薬剤であるため（当院患者での個体内変動の平均は36.4%），この期間の変動は，ニロチニブの薬物動態を反映した，想定内の変動と考えられる。

- 一方，本症例においては，day 246よりニロチニブを（200 mg BIDから）150 mg BIDへ減量している。したがって，次回血中濃度測定ポイントであるday 280には，ニロチニブの血中濃度はすでに定常状態に到達していると予想される。トラフ値946.3から823.3 ng/mLへの低下（day 245→280）はニロチニブの減量に伴う血中濃度の低下と考えられるが（用量25%減量に対し，トラフ値は約15%の低下），day 399以降の大幅な低下（トラフ値80〜97%の低下）は，確実にノンアドヒアランスが影響していると考えられた。

参考文献

1) Marin D, et al.：Adherence is the critical factor for achieving molecular responses in patients with chronic myeloid leukemia who achieve complete cytogenetic responses on imatinib. J Clin Oncol, 28(14)：2381-2388, 2010
2) Giles FJ, et al.：Nilotinib population pharmacokinetics and exposure-response analysis in patients with imatinib-resistant or -intolerant chronic myeloid leukemia. Eur J Clin Pharmacol, 69(4)：813-823, 2013

3) Takahashi N, et al. : Multicenter phase II clinical trial of nilotinib for patients with imatinib-resistant or -intolerant chronic myeloid leukemia from the East Japan CML study group evaluation of molecular response and the efficacy and safety of nilotinib. Biomark Res, 2(1) : 6, 2014

患者個々の体内動態パラメータに基づいた腎移植患者におけるタクロリムス投与設計

KEYWORDS タクロリムス，生体腎移植

新岡 丈典
秋田大学医学部附属病院薬剤部

TDMの目的と患者基本情報

≫報告事例内容
- ☐ 初期投与設計例
- ☑ 維持投与設計例
- ☐ 血中濃度解析例
- ☐ 中毒例（解析・処置例など）
- ☐ 服薬指導・病棟活動への応用例
- ☑ その他（CYP3A5＊3/＊3）

≫報告対象薬物名
タクロリムス（グラセプター/プログラフ）

≫患者基本情報
年齢：66歳　　性別：男性　　身長：168cm　　体重：60kg
主疾患：生体腎移植術後
報告薬物の対象疾患：生体腎移植後における拒絶反応の抑制
主併用薬剤：ミコフェノール酸モフェチル，メチルプレドニゾロン
腎機能：異常（検査値　Scr＝2.1　BUN＝40.8　CLcr＝29.4）
肝機能：異常（検査値　GOT/GPT＝11/13）
栄養：☐食事が主　　☑点滴・TPNが主　　☐経管栄養が主　　☐その他
受診：入院

≫TDMの主目的
- ☑ 投与量や投与間隔の設定やチェック
- ☐ 服薬状況のチェック
- ☑ 服薬方法・投与方法の検討や変更（剤形含む）
- ☐ 効果判定のため
- ☐ 副作用のチェック
- ☐ その他

≫測定法／測定システム（試薬）
CLIA/ARCHITECT

TDM実施時までの患者の状態・経緯

夫婦間での生体腎移植施行目的に当院入院。術前のタクロリムス（グラセプター）経口投与開始時に9ポイント採血を実施し薬物動態を評価したところ，投与量で補正したC_{max}および半減期はいずれも当院で過去に実施された

腎移植の患者母集団（n=60）平均値より高値を示した（図1）。当院の術後タクロリムス投与プロトコールに基づき点滴持続静注に切り換えたところ，血中濃度の著しい上昇を認めた。タクロリムスの点滴持続静注は一時中断となり，TDMを実施しながら，再開時のタイミングおよび投与量を検討することになった。

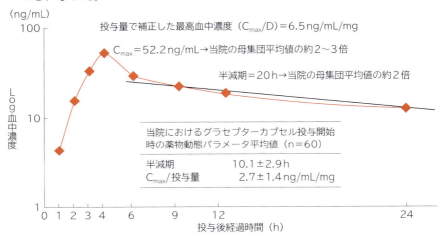

図1　本症例のグラセプターカプセル投与開始時におけるタクロリムスの体内動態

血中濃度測定

≫投与スケジュール
- ☐ 初期投与量設計時のスケジュール
- ☑ 維持投与量時のスケジュール
- ☐ 既に長期服用中のスケジュール

≫内容
　手術2日前より0.2mg/kg/日にてグラセプターカプセル（タクロリムス1日1回投与製剤）の経口投与開始。

　手術当日より0.05mg/kg/日にてプログラフ注（タクロリムスの注射製剤）の点滴持続静注に切り換え。

≫採血時間
① 術前初回経口投与4時間後（図1）
② 点滴持続静注開始21時間後
③ 点滴持続静注中止20時間後
④ 44時間後

⑤経口投与開始24時間後

≫測定結果
①投与量で補正したC_{max}＝6.5 ng/mL/mg
　半減期＝約20時間
②58.8 ng/mL
③25.0 ng/mL
　半減期＝約20時間
④17.1 ng/mL
⑤11.9 ng/mL
　バイオアベイラビリティ≒40％

≫解析結果
①母集団平均値の約2〜3倍（C_{max}）
　母集団平均値の約2倍（$t_{1/2}$）
②投与中止
③中止を継続
　術前投与開始時と同程度
④目標域（15〜20 ng/mL）に到達
　経口投与再開（1/5に減量）
⑤目標域（12 ng/mL前後）に到達
　母集団平均値の2〜3倍（バイオアベイラビリティ）

≫測定・解析結果についての医師へのコメントと内容
■ 行っていない　　☑口頭で行った　　■ 文書で行った
バイオアベイラビリティが高く，半減期も長い可能性が考えられる。

≫医師とのディスカッションと内容
■ していない　　☑した
点滴持続静注を中断し，血中濃度モニタリングを継続しながら経口投与で再開する。

TDMによる投与スケジュールの変更と内容

■ しない　　☑した

タクロリムス点滴持続静注時において，血中濃度の上昇が認められたため，術前経口投与時に算出した半減期（20時間，当院で過去に実施された腎移植の患者母集団平均値の約2倍）に基づき，目標域（15〜20 ng/mL）に低下するまでの投与中断期間を予測した（図2）。また，投与開始時における

投与量で補正した最高血中濃度（6.5 ng/mL/mg）も，母集団平均値より2〜3倍高く，バイオアベイラビリティが高い患者であると予想されたことから，経口投与再開時における投与量は，プロトコール（0.20 mg/kg/日）の1/5に設定した。

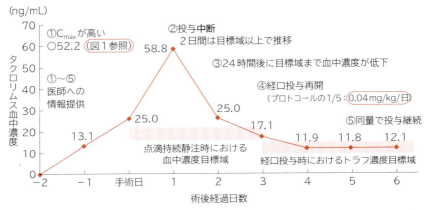

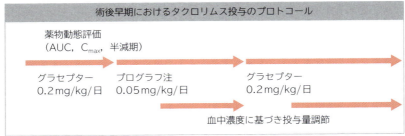

図2　TDMに基づいたタクロリムスの投与設計

解析に使用した方法・速度論式・ソフト

Phoenix WinNonlin

TDM実施後の患者の状態・経緯

術後点滴持続静注開始時直後から失見当識が認められ，尿量も減少した。タクロリムス点滴持続静注中断後，血中濃度の低下に伴い，失見当識も消失し，尿量も増加傾向を示した。

TDMの実施や結果についての患者説明と内容

☐ しない　☑ した

5 患者個々の体内動態パラメータに基づいた腎移植患者におけるタクロリムス投与設計

術後に必要不可欠な免疫抑制薬（タクロリムス）の血中濃度が予想以上に高かったため，一時投与を中断すること，および再開時は血中濃度をモニタリングしながら投与量をコントロールしていくことを，主治医を通じ，患者および家族に説明した。

報告症例で苦労した点・疑問点と内容／この症例で学ぶべきポイント

肝代謝型薬物の投与設計においては，腎排泄型薬剤と異なり血清クレアチニン値のようなクリアランスの指標となるマーカーが存在しないため，用法用量を決めるにあたり苦労した。

タクロリムスのバイオアベイラビリティは5%～65%（免疫抑制剤TDM標準化ガイドライン）であり，患者間の変動が大きい。本症例はCYP3A5*3/*3の完全欠損患者であり，本症例のCYP3A5遺伝子多型も高い吸収率と半減期延長の原因となっていると考えられる（図3）。タクロリムスの投与量と血中濃度の関係は個体間変動が大きいため，患者個々の薬物動態パラメータを評価し，投与設計を行う必要がある。

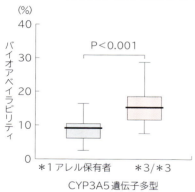

当院における平均値
バイオアベイラビリティ：中央値（最小値～最大値）
＊1アレル保有者群：9.1%（2.6～16.5%）n=13
＊3/＊3群：15.4%（7.5～39.6%）n=33

図3 CYP3A5遺伝子多型別にみたグラセプターカプセル投与時におけるタクロリムスのバイオアベイラビリティの比較

（Niioka T, et al.：Pharmaceutical and genetic determinants for interindividual differences of tacrolimus bioavailability in renal transplant recipients. Eur J Clin Pharmacol, 69(9)：1659-1665, 2013）

参考文献
1) Niioka T, et al.：Pharmaceutical and genetic determinants for interindividual differences of tacrolimus bioavailability in renal transplant recipients. Eur J Clin Pharmacol, 69(9)：1659-1665, 2013

メトトレキサート半減期の著しい延長に伴い急性腎不全が発現した症例

KEYWORDS メトトレキサート,半減期,急性腎不全

新岡 丈典
秋田大学医学部附属病院薬剤部

TDMの目的と患者基本情報

》》報告事例内容
- ☐ 初期投与設計例
- ☐ 中毒例(解析・処置例など)
- ☐ 維持投与設計例
- ☐ 服薬指導・病棟活動への応用例
- ☑ 血中濃度解析例
- ☐ その他

》》報告対象薬物名
メトトレキサート(メソトレキセート注)

》》患者基本情報
年齢:68歳　　性別:女性　　身長:155cm　　体重:49kg
主疾患:悪性リンパ腫　合併症:感染症
報告薬物の対象疾患:悪性リンパ腫・白血病・肉腫
主併用薬剤:スルファメトキサゾール・トリメトプリム,エソメプラゾール
腎機能:正常(検査値　Scr=0.41　BUN=17.6　CLcr=103)
肝機能:正常(検査値　GOT/GPT=18/50)
栄養:☑食事が主　　☐点滴・TPNが主　　☐経管栄養が主　　☐その他
受診:入院

》》TDMの主目的
- ☐ 投与量や投与間隔の設定やチェック
- ☐ 効果判定のため
- ☐ 服薬状況のチェック
- ☑ 副作用のチェック
- ☐ 服薬方法・投与方法の検討や変更(剤形含む)
- ☐ その他

》》測定法/測定システム(試薬)
FPIA/TDX

TDM実施時までの患者の状態・経緯

関節リウマチ治療中,右下肢に麻痺が認められ,頭部MRIを施行したところ脳腫瘍を認めた。脳外科にて手術施行後,悪性リンパ腫と診断。加療目的に血液内科に転科となる。

血中濃度測定

≫ 投与スケジュール
- 初期投与量設計時のスケジュール
- 維持投与量時のスケジュール
- ✓ 既に長期服用中のスケジュール

≫ 内容
　メトトレキサート注3,500 mg（2,500 mg/m^2）を2〜3時間かけて1日1回点滴静注。点滴静注開始後，24時間目，48時間目，72時間目に血中濃度測定を行い，各経過時間における基準値（10 μmole/L，1 μmole/L，0.1 μmole/L）以下であることを確認。もし，基準値を超えていれば，ロイコボリン救済療法，尿のアルカリ化，十分な水分補給を行い，メトトレキサートの血中濃度が最終的に0.1 μmole/L以下となるまで継続する。

≫ 採血時間
投与開始
① 24時間後
② 48時間後
③ 72時間後
④ 96時間後
⑤ 168時間後
⑥ 192時間後
⑦ 216時間後
⑧ 240時間後
⑨ 264時間後
⑩ 312時間後

≫ 測定結果
① 7.83 μmole/L
② 2.00 μmole/L
③ 1.22 μmole/L
④ 0.88 μmole/L
⑤ 0.36 μmole/L
⑥ 0.24 μmole/L
⑦ 0.17 μmole/L
⑧ 0.14 μmole/L

⑨ 0.10 μmole/L
⑩ 0.05 μmole/L

≫ 解析結果
① 基準値クリア（＜10 μmole/L）
② 基準値以上（＜1 μmole/L）
③ 基準値以上（＜0.1 μmole/L）
④　↓
⑤　↓
⑥　↓
⑦　↓
⑧　↓
⑨　↓
⑩ 基準値クリア（＜0.1 μmole/L）

≫ 測定・解析結果についての医師へのコメントと内容
■ 行っていない　　■ 口頭で行った　　✓ 文書で行った

48時間目以降の血中濃度が基準値を上回っており，ロイコボリン投与の継続が必要。

≫ 医師とのディスカッションと内容
■ していない　　✓ した

γ相の半減期は約50時間と推定され，基準値をクリアするまで10日前後を要する。

TDMによる投与スケジュールの変更と内容
■ しない　　✓ した

血中濃度が基準値を下回るまで，本剤の拮抗薬であるロイコボリンカルシウムの投与を継続し，また，本剤の排泄を促進するために，水分補給と尿のアルカリ化も継続した。

TDM実施後の患者の状態・経緯

メトトレキサート投与開始後48時間目より軽度の肝機能障害が認められ，10日前後で肝機能検査値は正常値まで回復した。また急性腎不全も発現し，血清クレアチニン値がベースラインに回復するまで20日程度を要した。一方，TDMを実施しながら，ロイコボリン救済療法，尿のアルカリ化，輸液投与を継続したことから，副作用症状の重篤化には至らなかった。

TDMの実施や結果についての患者説明と内容

☐ しない　☑ した

　悪性リンパ腫の治療に使用した抗がん薬の体内への蓄積が予想以上に長引いたため，軽度の肝機能および腎機能障害を認めた。その治療のための薬剤投与と排泄を促進するため水分補給を数日間継続する。

薬物速度論パラメータ推定法・血中濃度推移・検査値推移等

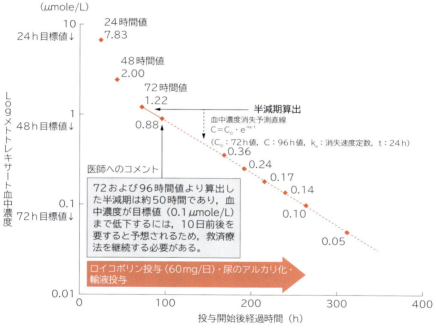

図1　メトトレキサート投与後における血中濃度の消失

解析に使用した方法・速度論式・ソフト

Phoenix WinNonlin

報告症例で苦労した点・疑問点と内容／この症例で学ぶべきポイント

　本症例は終末相（γ相）におけるメトトレキサートの半減期が著しく延長した事例であった。本事例を経験後，プロトンポンプインヒビターがメトレキセートの血中濃度を上昇させるとの論文も報告されており，今後併用時

には十分な注意が必要かもしれない。

　メトトレキサートのγ相における血中濃度は1次速度で消失するため，もし72時間値が基準値を大きく上回った場合は，その後の測定結果を用いて半減期を算出すると，基準値以下となる時点を予測することができる。すなわち，ロイコボリン投与などの救済療法を後どれくらいの期間継続するべきか，またTDMをどのタイミングで実施するべきかなど，その後の副作用対策が立案しやすくなる。

症例提供者からの追加情報・コメント等

【参考】

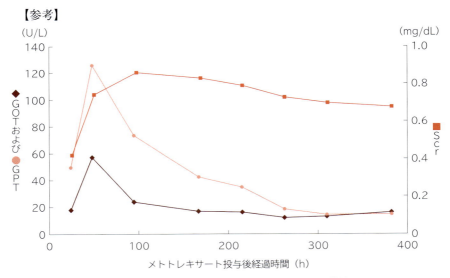

図2　メトトレキサート投与後における腎・肺機能の推移

参考文献

1) Bezabeh S, et al.：Accumulating evidence for a drug-drug interaction between methotrexate and proton pump inhibitors. Oncologist, 17(4)：550-554, 2012
2) Chioukh R, et al.：Proton pump inhibitors inhibit methotrexate transport by renal basolateral organic anion transporter hOAT3. Drug Metab Dispos, 42(12)：2041-2048, 2014

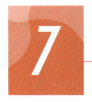

ミコフェノール酸モフェチルの減量により副作用症状が改善した症例

KEYWORDS ミコフェノール酸，副作用，セカンドピーク

新岡 丈典
秋田大学医学部附属病院薬剤部

TDMの目的と患者基本情報

》》報告事例内容
- ☐ 初期投与設計例
- ☐ 中毒例（解析・処置例など）
- ☑ 維持投与設計例
- ☐ 服薬指導・病棟活動への応用例
- ☐ 血中濃度解析例
- ☐ その他

》》報告対象薬物名
ミコフェノール酸モフェチル（セルセプト）

》》患者基本情報
年齢：58歳　　性別：男性　　身長：168cm　　体重：55kg
主疾患：腎移植術後　合併症：出血性膀胱炎，下痢
報告薬物の対象疾患：腎移植における拒絶反応の抑制
主併用薬剤：タクロリムス，プレドニゾロン
腎機能：正常（検査値　Scr = 1.08　BUN = 22　CLcr = 58）
肝機能：正常（検査値　GOT/GPT = 37/38）
栄養：☑ 食事が主　　☐ 点滴・TPNが主　　☐ 経管栄養が主　　☐ その他
受診：入院

》》TDMの主目的
- ☑ 投与量や投与間隔の設定やチェック
- ☐ 効果判定のため
- ☐ 服薬状況のチェック
- ☐ 副作用のチェック
- ☐ 服薬方法・投与方法の検討や変更（剤形含む）
- ☐ その他

》》測定法／測定システム（試薬）
HPLC

TDM実施時までの患者の状態・経緯

　1年前に妻をドナーとするABO不適合夫婦間生体腎移植を施行。移植半年後，腎生検にて拒絶反応が疑われ，タクロリムス（FK）が増量となった。その後，ミコフェノール酸（MPA）とFKのトラフ濃度は推奨域で推移し

ていたが，下痢症状がたびたび認められた．1週間程前から再び下痢，発熱が認められたため，外来で抗菌薬を投与し経過を観察としていたが，症状が改善せず入院となった．入院後も症状の改善が認められず，18日目に血清クレアチニン値も上昇したため，免疫抑制薬の過剰投与を疑い，MPAおよびFKのTDMを実施した．

血中濃度測定

≫ 投与スケジュール
- ☐ 初期投与量設計時のスケジュール
- ☑ 維持投与量時のスケジュール
- ☐ 既に長期服用中のスケジュール

≫ 内容
ミコフェノール酸モフェチル（MMF）　1,500 mg　分2　9時，21時服用
タクロリムス（グラセプター）　　　　　8 mg　朝　9時服用
プレドニゾロン　　　　　　　　　　　　5 mg　朝　9時服用

≫ 採血時間
① 入院時　　9:00（トラフ）
② ★18日目　9:00（トラフ）
③ 25日目　　AUCモニタリング
④ 退院時　　9:00（トラフ）

≫ 測定結果
① MPA　3.2 μg/mL
　FK　　3.5 ng/mL
② **MPA　2.45 μg/mL**
　FK　　8.4 ng/mL
③ MPA　36.6 μg・h/mL
　FK　　202 ng・h/mL
④ MPA　1.06 μg/mL
　FK　　4.4 ng/mL

≫ 解析結果
① 用法用量現状維持
② **MMF減量（→1,000 mg/日）**
③ MPA推奨域（30〜60 μg・h/mL）
④ MPA用法用量現状維持

7 ミコフェノール酸モフェチルの減量により副作用症状が改善した症例

>>> 測定・解析結果についての医師へのコメントと内容
- ■ 行っていない　☑ 口頭で行った　■ 文書で行った

　MPAのトラフ濃度は高値ではないが，AUCが高いため，下痢などの副作用症状が発現している可能性も考えられる。

>>> 医師とのディスカッションと内容
- ■ していない　☑ した

　減量後，入院中にMMF服用後の血中濃度推移（AUC）を確認してみてはどうか。

TDMによる投与スケジュールの変更と内容

- ■ しない　☑ した

　MMFを1,500 mg　1日2回投与から，1,000 mg　1日2回投与へ減量した。本患者は拒絶反応の既往があったため，FKの投与量は現状維持となった。

TDM実施後の患者の状態・経緯

　MMF減量後，発熱症状は改善し，下痢の発現も認められなくなった。一時的に上昇を認めた血清クレアチニン値もベースラインまで低下した。

TDMの実施や結果についての患者説明と内容

- ■ しない　☑ した

　免疫抑制薬の投与量がやや多めだったかもしれないので，減量して経過観察する。減量が適切であったか確認する目的で，後日複数ポイントの採血を行い，服用後経過時間と血中濃度推移との関係を確認してみる。

薬物速度論パラメータ推定法・血中濃度推移・検査値推移等

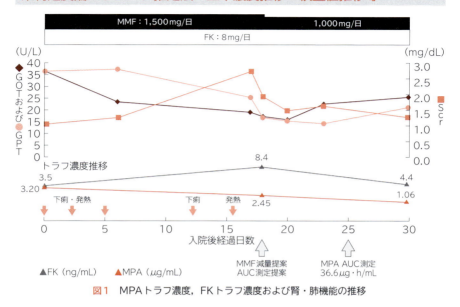

図1　MPAトラフ濃度，FKトラフ濃度および腎・肺機能の推移

解析に使用した方法・速度論式・ソフト

Phoenix WinNonlin

報告症例で苦労した点・疑問点と内容／この症例で学ぶべきポイント

　結果としてMMFの減量にて副作用症状は改善したが，MPAのトラフ濃度と副作用発現との関連を評価するのは困難だった。

　MPAの体内動態においては，腸肝循環によるセカンドピークが認められる場合があり，トラフ濃度が2.0μg/mL以下でも，AUCが推奨域（30～60μg・h/mL）以上となる場合がある。本症例では，MMF減量後におけるAUCモニタリング時にセカンドピークが確認されたことから，減量前の副作用症状発現時のAUCは推奨域以上であった可能性も考えられる。

　このような症例では，副作用モニタリングにおいて，トラフ濃度1点のみの確認では不十分と考えられる。また，MPAのトラフ濃度は個体内変動が極めて大きいため，単回のトラフ測定結果に基づく用法用量調節は困難と考えられる。

症例提供者からの追加情報・コメント等

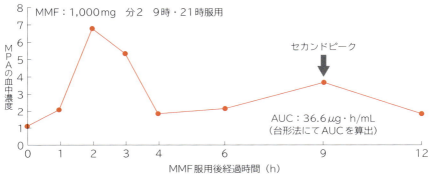

図2　MMF投与後12時間までのMPA血中濃度推移

【維持期におけるトラフ濃度の設定】
　MPAのトラフ濃度は2μg/mL以下が推奨されているが，個体内変動が大きいため，当院では単回のトラフ濃度で評価せず，継続して推奨値を上回り，かつ副作用が疑われる場合にのみ減量を考慮している。
　FKのトラフ濃度は5ng/mL前後で推移するよう，投与量を調節している。
【維持期におけるMPAのAUC$_{0-12}$の設定】
　MMF投与開始後28日目，6カ月後および1年後にAUC$_{0-12}$を算出し，30〜60μg・h/mLを目標値に設定している。

編集委員長からのコメント

　ミコフェノール酸（MPA）はミコフェノール酸モフェチル（MMF）の活性代謝産物であり，両薬物名とも一般名となる。

参考文献
1) Miura M, et al.：Monitoring of mycophenolic acid predose concentrations in the maintenance phase more than one year after renal transplantation. Ther Drug Monit, 33(3)：295-302, 2011
2) Miura M, et al.：Limited sampling strategy for simultaneous estimation of the area under the concentration-time curve of tacrolimus and mycophenolic acid in adult renal transplant recipients. Ther Drug Monit, 30(1)：52-59, 2008

糖尿病合併の下肢熱傷後骨髄炎疑い患者に対するMRSA感染症治療を支援した症例

KEYWORDS 糖尿病, 骨髄炎, MRSA

國本 雄介
札幌医科大学附属病院薬剤部

TDMの目的と患者基本情報

》》報告事例内容
- ☑ 初期投与設計例
- ☐ 中毒例（解析・処置例など）
- ☐ 維持投与設計例
- ☐ 服薬指導・病棟活動への応用例
- ☐ 血中濃度解析例
- ☑ その他（抗MRSA薬の変更）

》》報告対象薬物名
バンコマイシン（点滴静注用バンコマイシン0.5「MEEK」）

》》患者基本情報
年齢：74歳　　性別：男性　　身長：167cm　　体重：69kg
主疾患：骨髄炎疑い　合併症：糖尿病, 糖尿病性腎症, うっ血性心不全
報告薬物の対象疾患：骨髄炎, 外傷・熱傷および手術等の2次感染
主併用薬剤：インスリン（30単位/日）, ワルファリン（2mg/日）, カルベジロール（5mg/日）, その他あり
腎機能：異常（検査値　Scr＝2.1　BUN＝37　CLcr＝30）
肝機能：正常（検査値　GOT/GPT＝9/21）
栄養：☑ 食事が主　　☐ 点滴・TPNが主　　☐ 経管栄養が主　　☐ その他
受診：入院

》》TDMの主目的
- ☑ 投与量や投与間隔の設定やチェック
- ☐ 効果判定のため
- ☐ 服薬状況のチェック
- ☐ 副作用のチェック
- ☑ 服薬方法・投与方法の検討や変更（剤形含む）
- ☐ その他

》》測定法／測定システム（試薬）
FPIA/TDX

TDM実施時までの患者の状態・経緯

湯たんぽにより右母趾基部熱傷を受傷した。外来受診し, 第Ⅲ度の熱傷と診断された。外来通院にて治療していたが, 潰瘍治療目的に受傷後41日目

に入院となる。入院後，外科的治療が施行されるとともに，骨髄炎の可能性を考慮し抗菌薬治療が開始となった。セファゾリン，セフトリアキソン，メロペネムを計7日間投与するも，CRPは上昇し，創部周囲の発赤は拡大傾向にあった。創部からの培養にて検出されたMRSAは定着菌の可能性があるものの，創部の状態が悪化傾向であったため，抗MRSA薬による治療開始となった。糖尿病性腎症による腎機能低下を認めており，バンコマイシン（VCM）の初回投与設計を契機に薬剤師介入となった。

血中濃度測定

》投与スケジュール
- ☑ 初期投与量設計時のスケジュール
- ☐ 維持投与量時のスケジュール
- ☐ 既に長期服用中のスケジュール

》内容
文献1）を参考に初期投与設計を行った。
- 初日は負荷投与として1,500 mg×1回を投与
- 2日目以降は維持投与として500 mg×1回を投与
- 休日の採血を避け，投与開始後5日目にTDM用採血オーダを依頼

》採血時間
VCM開始後5日目投与前

》測定結果
14.9 μg/mL

》解析結果
- 骨髄炎を治療目的とした場合には，目標トラフ濃度は15～20 μg/mLとなる[2]。
- ほぼ有効域に達している。
- 半減期は正常腎機能患者における6～12時間[2]と比較し延長しているものの，ほぼ定常状態であると判断し，現在の投与法での継続を推奨。

》測定・解析結果についての医師へのコメントと内容
☐ 行っていない　☑ 口頭で行った　☐ 文書で行った

骨髄炎を治療目的とした場合には高濃度維持が必要となるため，現在の投与法の継続を推奨。糖尿病性腎症があるため腎機能障害に注意を要する。

》医師とのディスカッションと内容
☐ していない　☑ した

創部は改善傾向であるが，現状の治療では完治は厳しいと医師からコメン

トあり。治療効果が不足していても，血中濃度の推移から，これ以上の増量は厳しいと情報提供。

TDMによる投与スケジュールの変更と内容

☑しない　□した

初回血中濃度確認から4日後にトラフ濃度を再検し，16μg/mLと有効域にあることを確認した。定常状態であり，主要臓器障害を認めないことから，VCM継続の場合には，同量にて継続することを推奨した。

TDM実施後の患者の状態・経緯

VCM開始後12日目の医師による評価では，創部周囲の発赤・腫脹は消褪し，改善傾向にあるが，難治性で完治は厳しい印象とのこと。そのため，医師より治療薬を変更したいとコメントあり。代替薬として，MRSA治療ガイドライン[3]上，皮膚・軟部組織感染症における推奨度およびエビデンスレベルがVCMと同等（A-I）であるダプトマイシン（DPT）を提案し，変更となった。DPTへ変更後も創部の状態や炎症反応は改善傾向にあり，さらに創部培養は陰性となったが，潰瘍のサイズの縮小を認めないため，全身麻酔下にてデブリードマンが施行された。その後の経過は良好で，抗MRSA治療27日目にDPT投与は終了となった。

TDMの実施や結果についての患者説明と内容

☑しない　□した

8 糖尿病合併の下肢熱傷後骨髄炎疑い患者に対するMRSA感染症治療を支援した症例

薬物速度論パラメータ推定法・血中濃度推移・検査値推移等

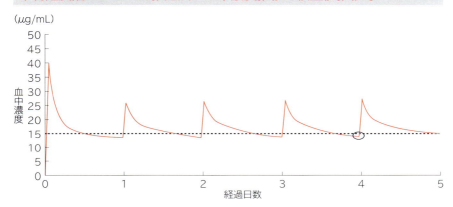

薬物動態パラメータ		ベイズ推定値
V1	(L)	32.8
V2	(L)	45.9
Q	(L・hr^{-1})	8.97
CL	(L・hr^{-1})	1.14

薬物動態パラメータ		ベイズ推定値
K10	(hr^{-1})	0.0347
α	(hr^{-1})	0.49
β	(hr^{-1})	0.0139
$t_{1/2}\alpha$	(hr)	1.42
$t_{1/2}\beta$	(hr)	50
Vdβ	(L)	82.2
Vdss	(L)	78.7

VCM投与開始5日目の投与前血中濃度を用いてTDM解析を実施
- 母集団情報を確認し,患者の年齢,体重,Scrから,バンコマイシン「MEEK」TDM解析ソフトを使用する妥当性があると判断した。
- 解析結果より,500mg×1回/日の継続により,トラフ濃度15μg/mL以上を維持できると判断した。

図1 TDM解析の結果

解析に使用した方法・速度論式・ソフト

バンコマイシン「MEEK」TDM解析ソフト

報告症例で苦労した点・疑問点と内容／この症例で学ぶべきポイント

- 糖尿病合併症例であった点。VCMの高濃度維持による腎機能悪化の懸念。また,糖尿病患者においては,VCMの組織移行性が低下するとの報告がある[4]。VCMの曝露により,黄色ブドウ球菌がDPT耐性となる可能性が報告されている[5]。本症例では実施できなかったが,DPTの薬剤感受性試験の実施を考慮すべきである。

- 骨髄炎の有無で抗菌薬による治療期間が異なるが，本症例は骨髄炎「疑い」であったこと。
- MRSA以外の起因菌を想定すべきか否か。
- 腎機能低下症例には初回投与設計から関与し，必要に応じてVCMの負荷投与を検討する。
- 腎疾患合併症例であり，VCMを高濃度に維持することには少なからず抵抗があったものの，主治医と患者の病態や治療方針についてディスカッションすることで，副作用の懸念より治療効果を優先し投与設計することが可能となった（本症例は効果不良の場合，下肢切断手術の可能性があった）。
- 骨髄炎は長期にわたる抗菌薬治療（4～6週間）が必要となり[3]，抗菌薬適正使用の面からも「診断」が重要となる。その診断のプロセスに関して，薬剤師の立場からもっとサポートできた可能性がある（本症例は生検未実施）。
- 抗菌薬治療のみでは完治せず，外科的治療が欠かせない感染症がある。

症例提供者からの追加情報・コメント等

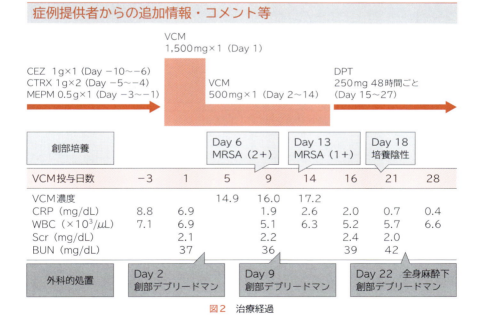

図2　治療経過

参考文献

1) Vandecasteele SJ, et al.：Recent changes in vancomycin use in renal failure. Kidney Int, 77(9)：760-764, 2010
2) 日本化学療法学会抗菌薬TDMガイドライン作成委員会，日本TDM学会TDMガイドライ

ン策定委員会―抗菌薬領域― 編：抗菌薬TDMガイドライン，日本化学療法学会，2012
3) MRSA感染症の治療ガイドライン作成委員会 編：MRSA感染症の治療ガイドライン，日本化学療法学会，日本感染症学会，2013
4) Skhirtladze K, et al.：Impaired target site penetration of vancomycin in diabetic patients following cardiac surgery. Antimicrob Agents Chemother, 50(4)：1372-1375, 2006
5) Sakoulas G, et al.：Induction of daptomycin heterogeneous susceptibility in Staphylococcus aureus by exposure to vancomycin. Antimicrob Agents Chemother, 50(4)：1581-1585, 2006

MEMO

高齢，低体重，低クレアチニン患者の腎機能評価にシスタチンCが有効であった症例

KEYWORDS 高齢者，シスタチンC，低クレアチニン

瀧川 正紀
東京都健康長寿医療センター薬剤科

TDMの目的と患者基本情報

≫報告事例内容

- ☑ 初期投与設計例
- ☐ 中毒例（解析・処置例など）
- ☐ 維持投与設計例
- ☐ 服薬指導・病棟活動への応用例
- ☐ 血中濃度解析例
- ☐ その他

≫報告対象薬物名

バンコマイシン（点滴静注用バンコマイシン「MEEK」）

≫患者基本情報

年齢：81歳　　性別：女性　　身長：143cm　　体重：30.7kg
主疾患：肺炎　合併症：尿路感染
報告薬物の対象疾患：肺炎
主併用薬剤：メロペネム
腎機能：正常（検査値　Scr = 0.18　BUN = 8　CLcr = 118.8）
肝機能：正常（検査値　GOT/GPT = 29/25）
特記機能：検査値　シスタチンC 0.79
栄養：☐ 食事が主　　☑ 点滴・TPNが主　　☐ 経管栄養が主　　☐ その他
受診：入院

≫TDMの主目的

- ☑ 投与量や投与間隔の設定やチェック
- ☑ 効果判定のため
- ☐ 服薬状況のチェック
- ☐ 副作用のチェック
- ☐ 服薬方法・投与方法の検討や変更（剤形含む）
- ☐ その他

≫測定法／測定システム（試薬）

EMIT

TDM実施時までの患者の状態・経緯

肺炎を繰り返している患者。転院予定であったが発熱があったため肺炎の再燃が疑われた。担当医よりバンコマイシン（VCM）を使用するため，投

9 高齢，低体重，低クレアチニン患者の腎機能評価にシスタチンCが有効であった症例

与設計の依頼があった。患者は発熱，CRP高値，喀痰増加している状態であった。患者は高齢，低体重，低クレアチニンであり，VCMの初期投与設計のための腎機能評価が困難であった。そこでシスタチンC（0.79 mg/L）に注目し，「重度の腎機能低下はない」と判断。TDMガイドライン[1]の腎機能正常者に対する投与方法（15〜20 mg/kg 12時間ごと）を参考にし，500 mg/回 12時間ごとの投与，投与5回目以降のトラフ値の確認を依頼した。

血中濃度測定

≫投与スケジュール
- ☑ 初期投与量設計時のスケジュール
- ☐ 維持投与量時のスケジュール
- ☐ 既に長期服用中のスケジュール

≫内容
500 mg/回　12時間ごと

≫採血時間
①投与7回目の投与直前（1回目）
②投与17回目の投与直前（2回目）
③投与31回目の投与直前（3回目）

≫測定結果
①1回目：15.2 μg/mL
②2回目：13.1 μg/mL
③3回目：14.4 μg/mL

≫解析結果
血中濃度良好

≫測定・解析結果についての医師へのコメントと内容
☐ 行っていない　　☐ 口頭で行った　　☑ 文書で行った
①血中濃度は良好である。
②同用法，用量での継続を提案。

≫医師とのディスカッションと内容
☐ していない　　☑ した

①次回血中濃度確認日，②投与期間について（肺炎を繰り返していることから，治療期間を14日間以上とすることを協議のうえ，決定した）。

TDMによる投与スケジュールの変更と内容

☑ しない　☐ した

TDM実施後の患者の状態・経緯

1回目の血中濃度測定の結果は15.2μg/mLと有効域であった。その後のTDMはTDMガイドライン[1]に従い，週1回実施した。2回目のTDMは13.1μg/mL，3回目のTDMでは14.4μg/mLと良好な血中濃度推移を示した。患者は腎障害を起こすことなく，VCMを合計16日間投与し，解熱，喀痰減少，炎症改善し，他院へ転院することができた。

TDMの実施や結果についての患者説明と内容

☑ しない　☐ した

薬物速度論パラメータ推定法・血中濃度推移・検査値推移等

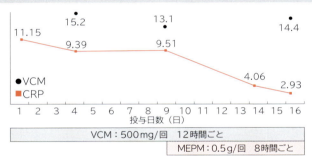

☐ 腎機能評価
- Cockcroft & Gault式（Scr：0.18）→Ccr：118.8（mL/min）
- Cockcroft & Gault式（Scr：0.6補正）→Ccr：35.6（mL/min）
→高齢，低体重，低クレアチニン患者であり，信頼性に欠ける
　腎機能が正常なのか，不良なのか判断が困難
- シスタチンCを用いたeGFR推定式[2]より，患者の腎機能を評価
eGFRcys＝$(104 \times Cys\text{-}C^{-1.019} \times 0.996^{年齢} \times 0.929)-8$
　　　　＝80.8（mL/min/1.73m^2）→52.5（mL/min）
→「重度の腎機能低下はない」と評価

☐ 投与設計
TDMガイドラインより
15～20mg/kg　12時間ごととして投与設計
→460.5～614.0mg/回　12時間ごと
→<u>500mg/回　12時間ごととして医師に提案</u>

TDMの結果を考慮するとシスタチンCがもっとも患者の腎機能を反映していると考えられた。

- 炎症改善乏しく，day 9よりメロペネム併用となった。その後，症状，CRP改善したため，day 16に抗菌薬投与終了となった。患者は抗菌薬の副作用を起こすことなく，抗菌薬の投与を終えることができた。

図1　抗菌薬投与状況とVCM血中濃度，CRPの推移

9 高齢，低体重，低クレアチニン患者の腎機能評価にシスタチンCが有効であった症例

解析に使用した方法・速度論式・ソフト

TDMガイドライン「VCM初期投与設計」の項を参照。

報告症例で苦労した点・疑問点と内容／この症例で学ぶべきポイント

高齢，低体重，低クレアチニン患者の腎機能評価は難しい。初期投与設計の段階で腎機能評価にどのパラメータを採用するか，判断が難しい症例であった。

高齢者では筋肉量の低下から血清クレアチニンを用いたCockcroft & Gault式によるクレアチニンクリアランスが腎機能を反映していないことがある。またTDM解析ソフトを適用することは難しい。近年，シスタチンCを腎機能評価に用いたVCM投与設計の有用性が報告されている[3]。高齢，低体重，低クレアチニンである本症例においてもシスタチンCを用いた腎機能評価が有用であった。高齢者でVCMの投与設計を行う際は患者の全身状態を考慮し，腎機能評価に用いるパラメータを考慮する必要があることを学んだ。

参考文献

1) 日本化学療法学会抗菌薬TDMガイドライン作成委員会，日本TDM学会TDMガイドライン策定委員会―抗菌薬領域― 編：抗菌薬TDMガイドライン，日本化学療法学会，2012
2) 日本腎臓学会 編：CKD診療ガイド2012，東京医学社，2012
3) 田中亮裕 他：新規腎機能マーカーシスタチンCを応用した抗MRSA薬の投与設計．医療薬学，38(3)：147-153, 2012

MEMO

浮腫患者のMRSA肺炎にアルベカシンを使用した症例

KEYWORDS アルベカシン，浮腫

横山 敏紀
恵和会西岡病院薬局

TDMの目的と患者基本情報

》報告事例内容
- ☑ 初期投与設計例
- ☐ 中毒例（解析・処置例など）
- ☑ 維持投与設計例
- ☐ 服薬指導・病棟活動への応用例
- ☐ 血中濃度解析例
- ☐ その他

》報告対象薬物名
アルベカシン（ハベカシン）

》患者基本情報
年齢：50歳代　　性別：男性　　体重：80 kg推定
主疾患：重症肺炎
報告薬物の対象疾患：MRSA肺炎
腎機能：異常（検査値　Scr = 0.91）
肝機能：正常

》TDMの主目的
- ☑ 投与量や投与間隔の設定やチェック
- ☑ 効果判定のため
- ☐ 服薬状況のチェック
- ☑ 副作用のチェック
- ☑ 服薬方法・投与方法の検討や変更（剤形含む）
- ☐ その他

》測定法／測定システム（試薬）
FPIA/TDX

TDM実施時までの患者の状態・経緯

　重症肺炎により呼吸状態が悪化，発熱および意識障害が出現したため，他院から救急搬送された。各種抗菌薬およびγ-グロブリン製剤を投与したが，臨床所見は一進一退を繰り返し，喀痰よりMRSAが検出。MRSA肺炎を併発したため，アルベカシン（ABK）の投与が開始された。

血中濃度測定

投与スケジュール
- ☑ 初期投与量設計時のスケジュール
- ☐ 維持投与量時のスケジュール
- ☐ 既に長期服用中のスケジュール

内容
1回300mgを1日1回連日投与，投与3日目に血中濃度測定を実施し，投与方法を再検討する方法を主治医へ提案した．

採血時間
投与3日目の投与直前と投与終了後30分後

測定結果
Cpeak：9.43 μg/mL
トラフ濃度：0.38 μg/mL

解析結果
血中濃度の測定結果を解析したところ，C_{max}（予測値）13.5 μg/mLおよびトラフ濃度（予測値）1.4 μg/mLとなり，血中濃度は有効治療域内を推移すると予測された．

測定・解析結果についての医師へのコメントと内容
- ☐ 行っていない ☐ 口頭で行った ☑ 文書で行った

確実な効果を期待すべき重篤な症例で，さらに投与量の増量が可能であったため，増量を提案した．

医師とのディスカッションと内容
- ☐ していない ☑ した

高用量投与は腎機能への影響が懸念されるが，腹水による分布容積の増加を考慮して，実施すべきかを検討した．

TDMによる投与スケジュールの変更と内容

- ☐ しない ☑ した

1回400mgを1日1回連日投与に増量，変更後4日目に血中濃度測定を実施し，投与方法を再検討する方法を主治医へ提案した．

TDM実施後の患者の状態・経緯

投与8日目の血中濃度の測定結果を解析したところ，今後はC_{max}（予測値）

19μg/mL前後,トラフ濃度(予測値)1.8μg/mL前後で推移すると予測されたため,現在の投与方法を引き続き継続するよう主治医へ報告した。投与翌日からは,白血球数およびCRP値などの臨床所見に改善傾向が認められ,投与14日目には細菌検査において喀痰よりMRSAが消失した。なお,投与期間中は,肝機能検査値および腎機能検査値の変動も見られなかった。

TDMの実施や結果についての患者説明と内容

☑ しない　☐ した

薬物速度論パラメータ推定法・血中濃度推移・検査値推移等

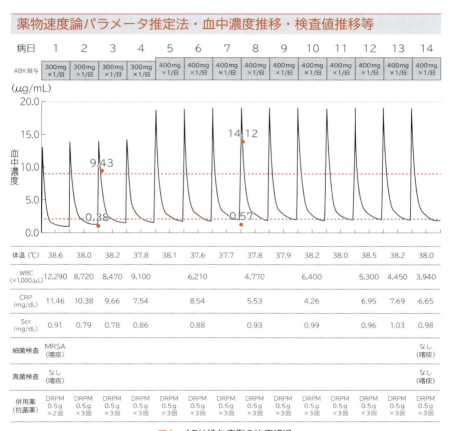

図1　ABK投与症例の治療経過

解析に使用した方法・速度論式・ソフト

ハベカシンTDM解析ソフトver.2.1(明治製菓)

10 浮腫患者のMRSA肺炎にアルベカシンを使用した症例

報告症例で苦労した点・疑問点と内容／この症例で学ぶべきポイント

　浮腫や腹水が見られる患者では，細胞外液が増加するため，分布容積の増加に伴い血中濃度が低下し，通常投与量では有効治療域へ達しない場合があることに注意が必要である。

　当時は高用量1回投与の経験が少なく，腎機能への影響を過度に懸念して投与量を決定したため，1回目の血中濃度測定後に再度，増量することになった。トラフ濃度に依存して生じる腎機能障害を回避するため，トラフ濃度は2μg/mL以下にしたうえで，1回投与量を十分に投与することを心がけたい。また，浮腫や腹水などを有する患者に対する初期投与設計は，分布容積の増加に伴う血中濃度の低下に注意する。

参考文献
1) 日本化学療法学会抗菌薬TDMガイドライン作成委員会，日本TDM学会TDMガイドライン策定委員会―抗菌薬領域― 編：抗菌薬TDMガイドライン．日本化学療法学会，2012
2) 相川直樹　他：MRSA感染症患者に対する arbekacin 200 mg 1日1回投与の治療効果：臨床薬理試験．日本化学療法学会雑誌，56(3)：299-312, 2008
3) 奥村勝彦　監，平田純生　他編：Q&Aで学ぶTDM活用ガイド．薬局，55(別冊)：112-170, 2004
4) 宮原兼二　他：投与設計のためのシミュレーションソフトを使い分ける．薬局，60(1)：79-82, 2009

MEMO

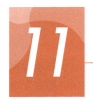

腎機能低下患者のMRSA肺炎にテイコプラニンを使用した症例

KEYWORDS テイコプラニン，腎機能障害

横山 敏紀
恵和会西岡病院薬局

TDMの目的と患者基本情報

≫報告事例内容
- ☑ 初期投与設計例
- ☐ 中毒例（解析・処置例など）
- ☐ 維持投与設計例
- ☐ 服薬指導・病棟活動への応用例
- ☐ 血中濃度解析例
- ☐ その他

≫報告対象薬物名
テイコプラニン（タゴシッド）

≫患者基本情報
年齢：80歳代　　性別：男性　　体重：40.4 kg
主疾患：慢性腎不全
報告薬物の対象疾患：MRSA肺炎
腎機能：異常〔検査値　CLcr＝5.9（推定）〕
肝機能：正常（検査値　Alb＝2.6）

≫TDMの主目的
- ☑ 投与量や投与間隔の設定やチェック
- ☐ 効果判定のため
- ☐ 服薬状況のチェック
- ☐ 副作用のチェック
- ☐ 服薬方法・投与方法の検討や変更（剤形含む）
- ☐ その他

≫測定法／測定システム（試薬）
FPIA／TDX

TDM実施時までの患者の状態・経緯

転倒による骨折手術目的のため入院となった。手術後の経過は順調であったが，喀痰よりMRSAが検出。MRSA肺炎を併発したため，テイコプラニン（TEIC）の投与が開始された。

血中濃度測定

≫ 投与スケジュール
- ☑ 初期投与量設計時のスケジュール
- ☐ 維持投与量時のスケジュール
- ☐ 既に長期服用中のスケジュール

≫ 内容
1回400mg，1日2回を2日間投与した後，3日目以降は1回400mgを3日ごとに投与する方法を主治医へ提案した（筆者はトラフ濃度を速やかに15μg/mL以上へ到達させるため，1回400mg，1日2回の2日間連続負荷投与を腎機能に関係なく推奨している）。

≫ 採血時間
投与3日目の投与直前

≫ 測定結果
トラフ濃度：15.18μg/mL

≫ 解析結果
血中濃度の測定結果を解析したところ，今後はトラフ濃度（予測値）17μg/mL前後となり，血中濃度は有効治療域内を推移すると予測された。

≫ 測定・解析結果についての医師へのコメントと内容
- ☐ 行っていない　　☐ 口頭で行った　　☑ 文書で行った

現在の投与方法を引き続き継続するよう提案した。

≫ 医師とのディスカッションと内容
- ☐ していない　　☑ した

腎機能に応じて調整した添付文書通りの5日ごと投与では，トラフ濃度が有効治療域を下回る可能性が懸念されるため，短縮すべきかを検討した。

TDMによる投与スケジュールの変更と内容

- ☑ しない　　☐ した

TDM実施後の患者の状態・経緯

投与3日目からは，発熱およびCRP値などの臨床所見に改善傾向が認められ，投与期間中は肝機能検査値および腎機能検査値の変動も見られなかった。

TDMの実施や結果についての患者説明と内容

☑ しない　☐ した

薬物速度論パラメータ推定法・血中濃度推移・検査値推移等

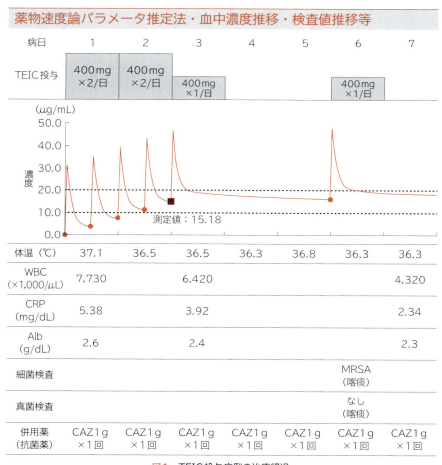

図1　TEIC投与症例の治療経過

解析に使用した方法・速度論式・ソフト

テイコプラニン TDM 解析支援ソフトウェア Ver. 2（アステラス製薬）

報告症例で苦労した点・疑問点と内容／この症例で学ぶべきポイント

CLcr 値が 10 mL/分以下および透析患者は，添付文書には 5 日ごと投与と

記されているが，トラフ濃度が有効治療域を下回る場合が見られやすいことに注意が必要である．本症例を5日ごとに投与した場合は，トラフ濃度（予測値）14μg/mL前後を緩やかに低下すると予測された．

分布容積は腎機能の影響を受けないため，腎機能障害を有する患者であっても，腎機能正常者と同様に負荷投与を行う必要がある．TEICは腎排泄型薬剤のため，負荷投与以降は腎機能に応じた投与設計が必要であり，TDMを実施して投与量や投与間隔の最適化を心がけたい．

北海道TDM研究会では，TEICを投与したMRSA感染症102例を調査し，投与方法およびトラフ濃度の妥当性について検討を行った（図2）．投与早期に目標トラフ濃度（10μg/mL）へ到達させ維持した症例では，臨床所見（体温，CRP値および白血球数）に優れた改善を認めることができた．その一方で，添付文書通りの投与量を使用した症例群では，約半数が目標トラフ濃度に到達しないことが明らかとなった．TEICは有効治療域と副作用発現域の濃度差に幅があるため安全性が高いこと，分布容積が大きく血中濃度の立ち上がりが緩やかであることから，1回400mg，1日2回の2日間連続負荷投与を腎機能に関係なく推奨する．

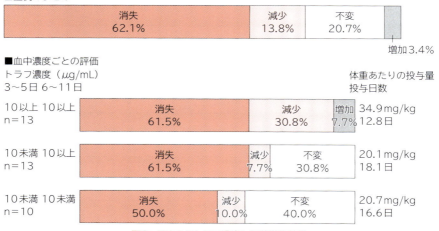

図2　TEICのトラフ濃度と細菌学的効果

（菅原満　他：MRSA感染症治療におけるteicoplaninの投与設計の検討．TDM研究．25(1)：28-36, 2008を改変）

参考文献

1) 日本化学療法学会抗菌薬TDMガイドライン作成委員会，日本TDM学会TDMガイドライ

ン策定委員会―抗菌薬領域― 編:抗菌薬TDMガイドライン,日本化学療法学会,2012
2) 満田正樹　他:テイコプラニン高用量負荷投与の有用性について.TDM研究,26(1):14-20,2006
3) 菅原満　他:MRSA感染症治療におけるteicoplaninの投与設計の検討.TDM研究,25(1):28-36,2008
4) 長谷川廣文　他:Teicoplaninの腎機能障害患者における市販後臨床試験成績―有効性および安全性に関する検討―.日本化学療法学会雑誌,53(11):686-695,2005

MEMO

UGT1A1遺伝子情報に基づきイリノテカン塩酸塩水和物を減量投与した症例

KEYWORDS UGT1A1，遺伝子情報，イリノテカン塩酸塩水和物

田中 寛之
国立病院機構北海道がんセンター薬剤部

TDMの目的と患者基本情報

≫報告事例内容
- ☐ 初期投与設計例
- ☐ 中毒例（解析・処置例など）
- ☑ 維持投与設計例
- ☐ 服薬指導・病棟活動への応用例
- ☐ 血中濃度解析例
- ☐ その他

≫報告対象薬物名
イリノテカン塩酸塩水和物（カンプト）

≫患者基本情報
年齢：65歳　　性別：女性　　身長：150cm　　体重：40.5kg
主疾患：非小細胞肺がん　合併症：転移性脳腫瘍，骨転移など
報告薬物の対象疾患：非小細胞肺がん（腺がん）
腎機能：正常（検査値　Scr＝図参照）
栄養：☐食事が主　☑点滴・TPNが主　☐経管栄養が主　☐その他
受診：入院

≫TDMの主目的
- ☑ 投与量や投与間隔の設定やチェック
- ☐ 効果判定のため
- ☐ 服薬状況のチェック
- ☑ 副作用のチェック
- ☐ 服薬方法・投与方法の検討や変更（剤形含む）
- ☐ その他

TDM実施時までの患者の状態・経緯

　65歳，女性。4年前に非小細胞肺がん（T1N2M1，Stage Ⅳ）と診断され，化学療法が第1選択となった。今回の入院までに分子標的薬であるゲフィチニブや従来の殺細胞作用を持つ抗がん薬の組み合わさった種々の化学療法を受けてきたが，7th lineの治療においても進行を認めたため，8th lineの化学療法としてCPT-11単剤化学療法開始のため入院することとなった。入院時のT-Bil値は1.45mg/dLと高値を示していたが，その他の臨床検査値では顕著な値の変化は見られなかった。

血中濃度測定

≫ 投与スケジュール
- ☑ 初期投与量設計時のスケジュール
- ☐ 維持投与量時のスケジュール
- ☐ 既に長期服用中のスケジュール

≫ 内容
抗がん薬による治療が8th lineということもあり，これまでの治療による体への負担も考慮しなければならなかった。また，異常値ではないが総ビリルビン値（T-Bil）が若干高く，UGT1A1遺伝子解析を依頼した。UGT1A1遺伝子型が*6のホモ接合体（*6/*6）であったことから，当初予定していた投与量100mg/m^{2}を70mg/m^{2}へと変更した。

≫ 採血時間
該当なし。

≫ 測定結果
該当なし。

≫ 解析結果
該当なし。

≫ 測定・解析結果についての医師へのコメントと内容
- ☑ 行っていない ☐ 口頭で行った ☐ 文書で行った

≫ 医師とのディスカッションと内容
- ☐ していない ☑ した

*6/*6，*28/*28，*6/*28の遺伝子変異を有した場合，ワンレベルの減量が推奨されているが，具体的な減量基準ではないため，医師とディスカッションした。

TDMによる投与スケジュールの変更と内容

☐ しない ☑ した

当初予定していた投与量100mg/m^{2}を70mg/m^{2}へと変更した。

TDM実施後の患者の状態・経緯

1コース目投与19日後，好中球減少（640/μL）を認めたが，G-CSF投与により改善した。CPT-11投与3週後の胸部CTで腫瘍の縮小が認められ，CPT-11単剤療法継続となる。2コース目投与後，副作用は認められず退院

12 UGT1A1遺伝子情報に基づきイリノテカン塩酸塩水和物を減量投与した症例

となりその後の化学療法は，外来で行うこととなった。CPT-11の投与量を減量することにより，グレード3の好中球減少はあるものの，好中球数は常法に従ったG-CSF投与で改善され，重篤な下痢など好中球減少以外の副作用は認められなかった（図1）。さらに，胸部CTにおいて原発巣28mmからCPT-11投与により22mmと若干縮小し，その他リンパ節の転移箇所においても抗腫瘍効果が認められた。

TDMの実施や結果についての患者説明と内容

☐ しない　☑ した

まだ保険適応前でもあったため，書類により遺伝子検査の同意を得た。

薬物速度論パラメータ推定法・血中濃度推移・検査値推移等

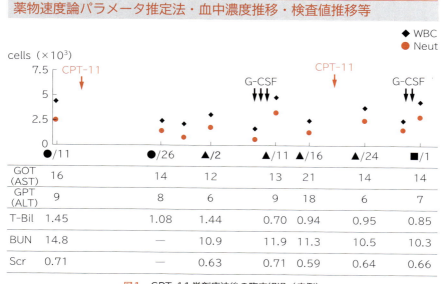

図1　CPT-11単剤療法後の臨床経過（症例）

報告症例で苦労した点・疑問点と内容／この症例で学ぶべきポイント

　肺がんのCPT-11の1回投与量は，その他のがん腫に比べると低用量に設定されているが，weekly投与であり，1回投与量をさらに減量するか，または投与間隔を延長するか苦慮した点である。

　本症例は血中濃度によるいわゆるTDMではなく，遺伝子情報に基づいて投与量を設定した広義の意味でのTDM症例である。結果的にG-CSF製剤を併用しつつCPT-11の投与をした。いまだ明確な減量基準はないが，この

症例の経験から現在，当院ではUGT1A1遺伝子に変異がある場合，減量と同時にweeklyでの投与をbiweeklyへと投与間隔の延長も考慮するケースが多くなった。

症例提供者からの追加情報・コメント等

表1　症例1の入院時とCPT-11単剤療法3週後のCT上の比較

	入院時	CPT-11投与3週後
原発巣	28mm×23mm	22mm×19mm
左鎖骨鎖骨上窩リンパ節	14mm	12mm
腹部リンパ節	増大傾向	若干縮小

編集委員長からのコメント

　イリノテカン塩酸塩水和物はプロドラッグであり，イリノテカンそのものには，薬効がありません。生体中では，SN-38に加水分解されます。このSN-38が抗がん作用の本体です。SN-38は抗がん作用を有する一方で，下痢や骨髄抑制の原因となる活性代謝産物でもあります。SN-38は生体中では，UGT1A1によりグルクロン酸抱合を受けて代謝され，活性を失います。このUGT1A1をコードする遺伝子には変異があります。＊6や＊28と命名される変異は，UGT1A1のグルクロン酸抱合能の著しい低下を伴います。＊6や＊28変異の日本人での頻度は比較的高いことが知られています。これらの変異を有した場合，SN-38のグルクロン酸抱合体濃度が低下する，すなわち，SN-38の代謝が低下します。したがって，これらの患者では，SN-38による抗がん作用の増強や副作用の重篤化が指摘されています。具体的には，*UGT1A1＊6/＊6*，*＊6/＊28*，*＊28/＊28*の遺伝子型を有する患者に注意が必要です。この遺伝子診断は，保険適応を受けます。イリノテカン投与前に，上記3種類の遺伝子型の診断を行い，遺伝子型が適合する場合は，投与量の減量などを考慮する必要性が指摘されています。

■ 参考文献
1) 尾上雅英　他：Irinotecanの副作用発現に対するUGT1A1＊28とUGT1A1＊6の役割．癌と化学療法，35(7)：1080-1085, 2008
2) Minami H, et al.：Irinotecan pharmacokinetics/pharmacodynamics and UGT1A genetic polymorphisms in Japanese: roles of UGT1A1＊6 and ＊28. Pharmacogenet Genomics, 17(7)：497-504, 2007

3) Araki K, et al.：Pharmacogenetic impact of polymorphisms in the coding region of the UGT1A1 gene on SN-38 glucuronidation in Japanese patients with cancer. Cancer Sci, 97(11)：1255-1259, 2006
4) Ando Y, et al.：Polymorphisms of UDP-glucuronosyltransferase gene and irinotecan toxicity: a pharmacogenetic analysis. Cancer Res, 60(24)：6921-6926, 2000
5) Sai K, et al.：UGT1A1 haplotypes associated with reduced glucuronidation and increased serum bilirubin in irinotecan-administered Japanese patients with cancer. Clin Pharmacol Ther, 75(6)：501-515, 2004
6) Han JY, et al.：Comprehensive analysis of UGT1A polymorphisms predictive for pharmacokinetics and treatment outcome in patients with non-small-cell lung cancer treated with irinotecan and cisplatin. J Clin Oncol, 24(15)：2237-2244, 2006
7) Wasserman E, et al.：Severe CPT-11 toxicity in patients with Gilbert's syndrome: two case reports. Ann Oncol, 8(10)：1049-1051, 1997
8) 田中寛之 他：Irinotecanの副作用を予測する指標─総ビリルビン値とSN-38/SN-38G濃度比の指標としての可能性─. 癌と化学療法, 36(9)：1505-1509, 2009
9) Nies AT, et al.：The apical conjugate efflux pump ABCC2 (MRP2). Pflugers Arch, 453(5)：643-659, 2007

MEMO

13 プリミドンの活性代謝物であるフェノバルビタールにより中毒性症状を来した症例

KEYWORDS　プリミドン，フェノバルビタール，活性代謝物

松田 翔平
中国労災病院薬剤部

TDMの目的と患者基本情報

》》報告事例内容
- ☐ 初期投与設計例
- ☑ 中毒例（解析・処置例など）
- ☐ 維持投与設計例
- ☐ 服薬指導・病棟活動への応用例
- ☐ 血中濃度解析例
- ☐ その他

》》報告対象薬物名
プリミドン（プリミドン細粒99.5％）

》》患者基本情報
年齢：63歳　　性別：女性　　身長：156cm　　体重：65kg
主疾患：てんかん
報告薬物の対象疾患：てんかん
腎機能：正常（検査値　Scr＝1.04　BUN＝32　CLcr＝56.8）
肝機能：正常（検査値　GOT/GPT＝28/23）
栄養：☑ 食事が主　　☐ 点滴・TPNが主　　☐ 経管栄養が主　　☐ その他
受診：入院

》》TDMの主目的
- ☑ 投与量や投与間隔の設定やチェック
- ☐ 効果判定のため
- ☐ 服薬状況のチェック
- ☑ 副作用のチェック
- ☐ 服薬方法・投与方法の検討や変更（剤形含む）
- ☐ その他

》》測定法／測定システム（試薬）
EMIT

TDM実施時までの患者の状態・経緯

　自宅で就寝時に顔面や両上肢などに強直性の痙攣を起こして当院に救急搬送された。当院到着時には痙攣は消失していた。痙攣再発抑制のためフェニトイン240mg/dayの内服が開始されたが，薬疹が現れたためプリミドン（PRM）400mg/dayへ切り替えられた。

13 プリミドンの活性代謝物であるフェノバルビタールにより中毒性症状を来した症例

　投与量確認のための血中濃度測定を行い良好な値（当院における目標治療域5～15μg/mL）が得られていた。次第に服薬指導時に眠気や抑うつ傾向が強くなっていることに気がつき，再度PRMの血中濃度測定を依頼したところ高値であったため，減量を依頼した。減量後血中濃度は下がったが眠気等の症状が改善しなかったため，PRMよりも消失半減期が長い活性代謝物であるフェノバルビタール（PB）の蓄積を疑い測定依頼した。

血中濃度測定
≫ 投与スケジュール
- 初期投与量設計時のスケジュール
- ✓ 維持投与量時のスケジュール
- 既に長期服用中のスケジュール

≫ 内容
Day8-10　PRM 400 mg 3×N
Day11-26　PRM 800 mg 3×N
Day27-43　PRM 600 mg 3×N
Day44-　　PRM 500 mg 3×N

≫ 採血時間
Day11　7:00
Day15　7:00
Day19　7:00
Day25　7:00
Day32　7:00
Day43　7:00
Day47　7:00

≫ 測定結果

PRM	PB
8.77	
12.27	
15.64	
15.54	
12.99	
9.37	35.02
6.45	31.01

≫測定・解析結果についての医師へのコメントと内容
■ 行っていない　☑口頭で行った　■ 文書で行った

PRM減量に伴い濃度減少しているが眠気や抑うつの改善は乏しく，PBの濃度が高い。

≫医師とのディスカッションと内容
■ していない　☑した

PRMは有効域であるが，PBの濃度が高く中毒性副作用と考えられるため減量が望ましい。

TDMによる投与スケジュールの変更と内容
■ しない　☑した

PRMの減量。

TDM実施後の患者の状態・経緯

眠気や抑うつといった中毒性症状の改善が見られた。痙攣を起こすことなく経過し自宅退院となった。

TDMの実施や結果についての患者説明と内容
■ しない　☑した

薬剤の投与量を減量する旨を患者とその家族へ説明。減量の根拠として血中濃度が高いため眠気が生じている可能性が高いことを説明した。

薬物速度論パラメータ推定法・血中濃度推移・検査値推移等

PRMは服用量の約25％がPBに代謝され，PRMの消失半減期が約8時間であるのに対してPBの半減期は約120時間と長いことから，PBの副作用を疑った。PRMの減量に伴いPBの血中濃度も低下し，眠気や抑うつ傾向といった副作用も改善したことからPBの中毒が原因であったと考えられた。PRMからPBへの代謝は個人差が大きいことが知られているが，どういった背景を持つ患者においてPBへの代謝が亢進するかについてはいまだ明確な知見は得られていない。抗てんかん薬TDMガイドラインではPRM投与時にTDMを行う際に代謝物としてのPBのTDMを同時に行うことを求めている。

800 mgから500 mgへの減量について：経験上PRMは線形型薬物と考えられるので，目標血中濃度と実際の血中濃度比から，変更量を算出した。

報告症例で苦労した点・疑問点と内容／この症例で学ぶべきポイント

投与される薬剤のみならず，活性代謝物やその薬物動態を考慮した投与設計が重要．薬剤管理指導等を通じて患者の状態を注意深くモニタリングし，副作用の早期発見，TDM等を使用した原因の究明を行うことが重要である．

症例提供者からの追加情報・コメント等

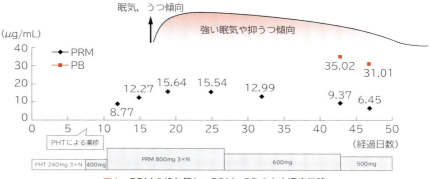

図1　PRMの投与量と，PRM，PBの血中濃度推移

編集委員長からのコメント

PRM服用中のPBの予想血中濃度ですが，経験的ではありますが，PRMの投与量を体重で割り，2倍した値が，定常状態における血中濃度に近似することが多いです．これで予測すると，20μg/mL前後の血中濃度が予想されます．やはり，この患者さんの場合は，PBの血中濃度が高めであると思われます．

■ 参考文献

1) 川嵜博文　他：プリミドンおよび代謝物フェノバルビタールの血中濃度に対する年齢，併用薬および季節変動の影響．病院薬学，19(1)：62-67, 1993
2) Yukawa E, et al.：The effect of concurrent administration of sodium valproate on serum levels of primidone and its metabolite phenobarbital. J Clin Pharm Ther, 14(5)：387-392, 1989
3) Porro MG, et al.：Phenytoin: an inhibitor and inducer of primidone metabolism in an epileptic patient. Br J Clin Pharmacol, 14(2)：294-297, 1982
4) Schmidt D：The effect of phenytoin and ethosuximide on primidone metabolism in patients with epilepsy. J Neurol, 209(2)：115-123, 1975
5) 日本TDM学会TDMガイドライン策定委員会抗てんかん薬ワーキンググループ：抗てんかん薬TDMガイドライン．TDM研究，30(2)：53-108, 2013

14 炭酸リチウム中毒回避事例

KEYWORDS 炭酸リチウム，腎機能，水分摂取量

矢野 貴久
九州大学病院薬剤部

TDMの目的と患者基本情報

》報告事例内容
- ☐ 初期投与設計例
- ☑ 中毒例（解析・処置例など）
- ☐ 維持投与設計例
- ☐ 服薬指導・病棟活動への応用例
- ☐ 血中濃度解析例
- ☐ その他

》報告対象薬物名
炭酸リチウム（リーマス錠）

》患者基本情報
年齢：82歳　　性別：女性　　身長：149.5 cm　　体重：60.7 kg
主疾患：双極性障害　　合併症：甲状腺炎（軽快），肺塞栓疑い（軽快）
報告薬物の対象疾患：双極性障害
主併用薬剤：フルボキサミンマレイン酸塩，クエチアピン，オランザピン
腎機能：異常（検査値　Scr=1.06　BUN=25　CLcr=39）
肝機能：正常（検査値　GOT/GPT=41/17）
栄養：☑ 食事が主　　☐ 点滴・TPNが主　　☐ 経管栄養が主　　☐ その他
受診：入院

》TDMの主目的
- ☐ 投与量や投与間隔の設定やチェック
- ☐ 効果判定のため
- ☐ 服薬状況のチェック
- ☑ 副作用のチェック
- ☑ 服薬方法・投与方法の検討や変更（剤形含む）
- ☐ その他

》測定法／測定システム（試薬）
原子吸光光度（AA）法

TDM実施時までの患者の状態・経緯

　大部屋に入院中，8月31日頃より被害妄想的な考えが出現し，9月2日より個室に移動。同日よりオランザピン15 mgを開始→（9月7日）20 mgへ増量。9月6日より炭酸リチウム600 mg分3で開始し，クエチアピンは200 mg

から150mgへ減量（9月10日）．抗うつ薬については，セルトラリンより，以前外来で効果のあったフルボキサミンマレイン酸塩へのスイッチングを行った．セルトラリン50mg→（9月9日）25mg→（9月10日）中止，フルボキサミンマレイン酸塩（9月9日）50mg→（9月10日）75mg．被害妄想継続も，やや落ち着き，頻呼吸も改善．9月10日朝より，38℃台の発熱あり．筋固縮など悪性症候群を疑う所見なし．飲水量不足．9月11日に採血とTDMオーダーあり，治療継続．9月17日より炭酸リチウム400mg分2，オランザピン15mgへ減量．

血中濃度測定

≫ 内容
炭酸リチウム　9月6日より600mg分3　朝昼夕食後

≫ 採血時間
　①9月11日　10時00分
　②9月15日　08時22分
　③9月18日　08時00分
　④9月24日　08時30分

≫ 測定結果
　①1.91 Meq/L
　②3.31 Meq/L
　③2.05 Meq/L
　④0.17 Meq/L

≫ 解析結果
　9月11日および9月15日採血分を，9月17日に測定し，中毒域に達していることを確認（有効域：予防：0.4〜0.8mEq/L，治療：0.6〜1.2mEq/L，中毒域：1.5mEq/L以上）．

≫ 測定・解析結果についての医師へのコメントと内容
　☐ 行っていない　　☑ 口頭で行った　　☐ 文書で行った
　採血時間等に問題がなければ中毒域であり，休薬が必要．腎機能が不良のため，再開時にはTDMによる投与量調節が不可欠である．

≫ 医師とのディスカッションと内容
　☐ していない　　☑ した
　最終服薬時間と採血時間を確認．中毒症状（悪心，嘔吐，多尿，意識障害など）なし．透析はせずに経過観察．

TDMによる投与スケジュールの変更と内容

☐ しない　☑ した

9月17日夕以降の炭酸リチウム投与の中止。

TDM実施後の患者の状態・経緯

　9月17日より，もともと減量予定であったリチウムを中止。中毒症状の所見はなく，血中濃度も順調に低下したため，透析は実施せずに経過観察。また，9月15日には39.7℃を認めた発熱については，胸部CTより誤嚥性肺炎が疑われ，9月18日よりセフタジジム1g×2とクリンダマイシン600mg×2での治療開始。9月21日～30日フロモックス錠300mg分3の内服に切り替え軽快。10月8日よりオランザピンを20mgへ増量，フルボキサミンは中止し，精神的にも活気が戻り，被害妄想や拒絶は見られず，10月15日に退院。

TDMの実施や結果についての患者説明と内容

☑ しない　☐ した

報告症例で苦労した点・疑問点と内容／この症例で学ぶべきポイント

　炭酸リチウムは通常，定常状態に達するのが5～7日であり，投与開始後は1週間に1度程度のTDMによって維持量を決定するが，本症例では高齢で腎機能の低下もあり，かつ肺炎の発症も重なったことで水分摂取量も不足していたため，通常用量で投与開始されたにもかかわらず，10日後の初回TDM時には血中濃度が高値となっていた。炭酸リチウムの投与開始後は，中毒症状等の所見がなくとも必ずTDMを行う必要があることが示された症例である。

参考文献

1) 日本うつ病学会 気分障害の治療ガイドライン作成委員会：日本うつ病学会治療ガイドラインⅠ．双極性障害2012．日本うつ病学会，2012（http://www.secretariat.ne.jp/jsmd/mood_disorder/img/120331.pdf）

ベイジアン法を用いた解析によりフェニトインの投与スケジュール変更を行った症例

KEYWORDS　フェニトイン，非線形

川尻 雄大
九州大学病院薬剤部

TDMの目的と患者基本情報

≫ 報告事例内容
- ☐ 初期投与設計例
- ☐ 中毒例（解析・処置例など）
- ☑ 維持投与設計例
- ☐ 服薬指導・病棟活動への応用例
- ☐ 血中濃度解析例
- ☐ その他

≫ 報告対象薬物名
フェニトイン（アレビアチン散）

≫ 患者基本情報
年齢：65歳　　性別：女性　　身長：149cm　　体重：42kg
主疾患：てんかん　合併症：変形性頸椎症，逆流性食道炎
報告薬物の対象疾患：てんかん
主併用薬剤：バルプロ酸，ラベプラゾール
腎機能：正常（検査値　Scr=0.58　BUN=20　CLcr=64.1）
肝機能：正常（検査値　GOT/GPT=26/22）
栄養：☑ 食事が主　　☐ 点滴・TPNが主　　☐ 経管栄養が主　　☐ その他
受診：外来

≫ TDMの主目的
- ☑ 投与量や投与間隔の設定やチェック
- ☐ 効果判定のため
- ☑ 服薬状況のチェック
- ☐ 副作用のチェック
- ☐ 服薬方法・投与方法の検討や変更（剤形含む）
- ☐ その他

≫ 測定法／測定システム（試薬）
CLIA/ARCHITECT

TDM実施時までの患者の状態・経緯

2004年以前より，てんかん治療目的でフェニトインの投与を継続。2010年までは年に数回，血中濃度が確認され投与量の調節が行われていた。これまでは，フェニトイン230mgの投与により15μg/mL前後の血中濃度が得

られており，症状のコントロールは良好であった．なお，2010年以降，血中濃度の確認はなされていなかった．2014年5月外来受診時，数週間前よりふらつき，倦怠感があるとの訴えあり（薬剤との因果関係は不明）．

血中濃度測定

≫投与スケジュール
- ☐ 初期投与量設計時のスケジュール
- ☐ 維持投与量時のスケジュール
- ☑ 既に長期服用中のスケジュール

≫内容
アレビアチン散230mg 1日3回 朝夕食後と就寝前

≫採血時間
朝服薬前

≫測定結果
$25.09\,\mu g/mL$

≫解析結果
中毒域の値（有効血中濃度：$10\sim20\,\mu g/mL$，中毒域：$20\,\mu g/mL$以上）．200mg/日への減量により，$10\sim12\,\mu g/mL$前後の血中濃度が得られると予測される．

≫測定・解析結果についての医師へのコメントと内容
- ☐ 行っていない　☑ 口頭で行った　☐ 文書で行った

減量を推奨した．目安は，200mg/日程度であることを伝えた（推定血中濃度：$10\sim12\,\mu g/mL$）．

≫医師とのディスカッションと内容
- ☐ していない　☑ した

高めの血中濃度を希望するため，210mg/日への減量を行うこととなった．

TDMによる投与スケジュールの変更と内容

- ☐ しない　☑ した

フェニトイン 230mg/日→210mg/日への減量となった．

TDM実施後の患者の状態・経緯

2014/10/6 フェニトイン血中濃度は$19.06\,\mu g/mL$と有効域内の値に落ち着いた．症状のコントロールは良好であり，減量されて以降，ふらつきや倦怠

感等の副作用の訴えはない。

TDMの実施や結果についての患者説明と内容

☑ しない　　☐ した

薬物速度論パラメータ推定法・血中濃度推移・検査値推移等

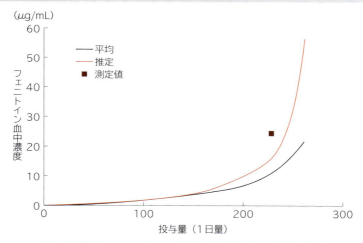

図1　当患者のフェニトイン血中濃度と1日投与量との関係（推定）

　ベイジアン法により推定される当患者の薬物動態パラメータは，$K_m = 4.05 \mu g/mL$，$V_{max} = 278.6 mg/$日であった。

　200 mg/日投与であれば血中濃度は10.3 μg/mL，210 mg/日であれば血中濃度は12.4 μg/mLがそれぞれ得られると推測された（上記グラフより，ベイジアン法から推定された血中濃度-投与量曲線に比較し，測定値の方がやや高い値を得られているため，実際は推定値よりやや高めの血中濃度が得られる可能性も考えられた）。

解析に使用した方法・速度論式・ソフト

　PEDA

報告症例で苦労した点・疑問点と内容／この症例で学ぶべきポイント

　本症例では，長期間血中濃度の確認が行われていなかった。血中濃度が上昇した理由については不明であるが，血中濃度が測定されていなかった数年

の間に，体格の変化による分布容積の変化や併用薬（特に抗てんかん薬）の投与量変更による代謝酵素の誘導量の変化などにより，血中濃度が変動した可能性がある。コントロールが良好な外来患者であっても，定期的な血中濃度モニタリングが必要である。

　フェニトインは投与量と血中濃度が比例しない非線形の薬剤であるため，投与量の変更により血中濃度が変動しやすい。PEDAなどの解析ソフトを用い，ベイジアン法でその患者に合った投薬スケジュールの設計を行うことは，安全かつ有効な薬物治療に貢献できると考えられる。

参考文献

1) 日本TDM学会TDMガイドライン策定委員会抗てんかん薬ワーキンググループ：抗てんかん薬TDMガイドライン．TDM研究，30(2)：53-108, 2013

MEMO

16 MRSA敗血症患者におけるバンコマイシンの初期投与設計

KEYWORDS　バンコマイシン，MRSA，敗血症

山田 孝明
九州大学病院薬剤部

TDMの目的と患者基本情報

≫ 報告事例内容
- ✓ 初期投与設計例
- ☐ 中毒例（解析・処置例など）
- ☐ 維持投与設計例
- ☐ 服薬指導・病棟活動への応用例
- ☐ 血中濃度解析例
- ☐ その他

≫ 報告対象薬物名
バンコマイシン（点滴静注用バンコマイシン0.5「MEEK」）

≫ 患者基本情報
年齢：60歳　　性別：男性　　身長：163.7cm　　体重：61.8kg
主疾患：急性骨髄性白血病　合併症：糖尿病，尿路感染症
報告薬物の対象疾患：MRSA敗血症
主併用薬剤：メロペネム，タクロリムス，イトラコナゾール
腎機能：正常（検査値　Scr＝0.63　BUN＝17　CLcr＝109）
肝機能：正常（検査値　GOT/GPT＝25/56）
栄養：✓ 食事が主　　☐ 点滴・TPNが主　　☐ 経管栄養が主　　☐ その他
受診：入院

≫ TDMの主目的
- ✓ 投与量や投与間隔の設定やチェック
- ☐ 効果判定のため
- ☐ 服薬状況のチェック
- ☐ 副作用のチェック
- ☐ 服薬方法・投与方法の検討や変更（剤形含む）
- ☐ その他

≫ 測定法／測定システム（試薬）
CLIA/ARCHITECT

TDM実施時までの患者の状態・経緯

急性骨髄性白血病に対して20XX年7月に同種骨髄移植を施行された。同年9月16日の監視培養の尿培養から *Citrobacter koseri*（ESBL＋）が検出され，9月19日に38℃の発熱，炎症反応の上昇を認めたため，血液培養，尿培

養採取後にメロペネムが開始された。血液培養2/2セットよりグラム陽性球菌，グラム陰性桿菌が検出（2日後の培養結果よりMRSA，*Klebsiella pneumoniae*と同定），尿培養より*Klebsiella pneumoniae*，*Citrobacter koseri*が検出され，9月20日よりバンコマイシン（VCM）が投与開始されることとなった（同日に末梢カテーテルは抜去された）。

血中濃度測定

≫投与スケジュール
- ✓ 初期投与量設計時のスケジュール
- ■ 維持投与量時のスケジュール
- ■ 既に長期服用中のスケジュール

≫内容
　VCMの投与量について主治医より問い合わせがあり，初期投与設計を行った。TDMガイドラインに基づいて（腎機能正常例の場合，初期投与量は15〜20 mg/kg），1回1 gを1日2回投与を推奨した。なお，解析ソフトを用いた初期投与設計では，3日目の予想トラフ値は8〜10 μg/mLであった。

≫採血時間
① 9月22日8時30分
② 9月25日8時30分

≫測定結果
① 18.5 μg/mL
② 16.7 μg/mL

≫解析結果
① 1 g×2/日を継続した場合の予想トラフ値は18〜20 μg/mL，0.75 g×2/日に減量した場合の予想値は14〜16 μg/mLであった。
② 0.75 g×2/日投与を継続した場合の予想トラフ値は15〜17 μg/mLであった（MRSA敗血症における目標トラフ値：15〜20 μg/mL）。

≫測定・解析結果についての医師へのコメントと内容
- ■ 行っていない　✓ 口頭で行った　■ 文書で行った

　1 g×2/日を継続した場合，20 μg/mLを超える可能性があること，0.75 g×2/日の予想値は14〜16 μg/mLであることをコメントした。

≫医師とのディスカッションと内容
- ■ していない　✓ した

　主治医と今後の投与量について協議し，0.75 g×2/日に減量する方針と

TDMによる投与スケジュールの変更と内容

■ しない　☑ した

測定値（18.5μg/mL）をもとにした解析結果より，1g×2/日を継続した場合，20μg/mLを超える可能性が考えられた。今後の投与量について主治医と協議し，0.75g×2/日に減量となった。

TDM実施後の患者の状態・経緯

減量3日目のトラフ値は，16.7μg/mLであった。ほぼ予測通りの値であり，腎機能の変動も認められなかったことから同量で継続することとなった。9月21日に再検した血液培養は陰性であり，経胸壁心エコーで疣贅は認められなかったことから感染性心内膜炎は否定的であった。その後，解熱，炎症反応の改善を認め，VCMは2週間継続投与され終了となった。

TDMの実施や結果についての患者説明と内容

☑ しない　■ した

薬物速度論パラメータ推定法・血中濃度推移・検査値推移等

使用したパラメータ：VCM-TDM 研究会/日本人成人患者
　　　　　　　　　（Two-Compartment Infusion Model）

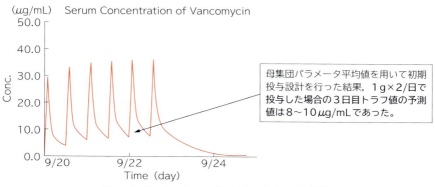

図1　母集団パラメータ平均値を用いた初期投与設計

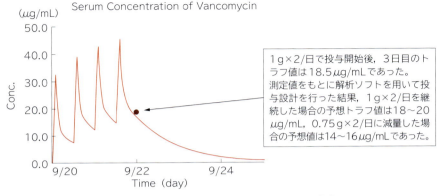

図2 最小二乗法によるパラメータ推定値を用いた投与

解析に使用した方法・速度論式・ソフト

VCM-TDM Microsoft-Excel Version, Version 3.00

報告症例で苦労した点・疑問点と内容／この症例で学ぶべきポイント

　解析ソフトを用いた初期投与設計では，1g×2/日で投与した場合の予測血中濃度は8〜10μg/mLであり，実測値（18.5μg/mL）と大きく乖離していた。抗菌薬TDMガイドラインでは，腎機能正常例の場合，初期投与量は15〜20mg/kgが推奨されており，1日3g以上の投与は慎重に行うことが記載されている。また解析ソフトを用いた場合，Scrが見かけ上低下している患者では，腎機能を過大評価し，投与量を多く見積もってしまう可能性がある。

　したがって，初期投与設計を行う際には，解析ソフトから得られる予測値と実測値が乖離する場合があることを念頭に置いたうえで投与量を設定し，TDMの結果をもとに目標血中濃度に応じた投与量の再設計を行うことが重要であると考えられる。

■参考文献
1) 日本化学療法学会抗菌薬TDMガイドライン作成委員会，日本TDM学会TDMガイドライン策定委員会—抗菌薬領域— 編：抗菌薬TDMガイドライン，日本化学療法学会，2012
2) MRSA感染症の治療ガイドライン作成委員会 編：MRSA感染症の治療ガイドライン—改訂版—2014，日本化学療法学会，日本感染症学会，2014

出血後の低血圧管理と尿量減少により バンコマイシン血中濃度が急上昇した症例

KEYWORDS 出血, 血圧管理, 腎障害

田坂 健
岡山大学病院薬剤部

TDMの目的と患者基本情報

≫報告事例内容
- ☐ 初期投与設計例
- ☐ 中毒例（解析・処置例など）
- ☑ 維持投与設計例
- ☐ 服薬指導・病棟活動への応用例
- ☐ 血中濃度解析例
- ☐ その他

≫報告対象薬物名
バンコマイシン（バンコマイシン「MEEK」）

≫患者基本情報
年齢：52歳　　性別：男性　　身長：173cm　　体重：55kg
主疾患：下咽頭がん, 胸部食道がん
報告薬物の対象疾患：MRSA敗血症
主併用薬剤：リファンピシン, クリンダマイシン
腎機能：正常（検査値　Scr = 0.74　BUN = 10.4）
肝機能：正常（検査値　GOT/GPT = 23/14）
栄養：☐ 食事が主　　☐ 点滴・TPNが主　　☑ 経管栄養が主　　☐ その他
受診：入院

≫TDMの主目的
- ☑ 投与量や投与間隔の設定やチェック
- ☐ 効果判定のため
- ☐ 服薬状況のチェック
- ☐ 副作用のチェック
- ☐ 服薬方法・投与方法の検討や変更（剤形含む）
- ☐ その他

≫測定法／測定システム（試薬）
CLIA／ARCHITECT

TDM実施時までの患者の状態・経緯

- 下咽頭がん・胸部食道がん術後4日目, 39℃台の発熱とCRP・プロカルシトニンの上昇を認めた。
- 血液培養提出後, エンピリックに塩酸バンコマイシン（VCM）, メロペネ

- ム投与開始。
- 血液培養からはMRSA陽性。TDM介入を行い，トラフ15〜20μg/mLを目標に設定。
- 腎障害の副作用はなく，VCM 2,000 mg/日でコントロール良好であった。

血中濃度測定

≫ 投与スケジュール
- ■ 初期投与量設計時のスケジュール
- ✓ 維持投与量時のスケジュール
- ■ 既に長期服用中のスケジュール

≫ 内容
- 血流感染であったため目標トラフ15〜20μg/mLとして投与設計を行った[1,2]。
- VCM 1回1,000 mg，q12 hr投与でトラフ15〜20μg/mL維持可能であった。
- 患者状態が落ち着いたため週1回のTDMフォローとした。
- 5/23（VCM D13）夜間，腕頭動脈からの出血。止血後，再出血予防に低血圧管理が開始された。

≫ 採血時間
① 5/13（D3） 14時
② 5/15（D5） 14時
③ 5/22（D12） 14時
④ 5/27（D17） 14時
⑤ 5/29（D19） 14時
⑥ 6/2（D23） 14時

≫ 測定結果
① 16.85
② 17.37
③ 18.77
④ 34.06
⑤ 9.29
⑥ 14.38

≫ 解析結果
① 1回1,000 mg，q12 hr
②   ↓

③　　　↓
④5/27 & 28投与SKIP
⑤1回600mg，q12hr
⑥　　　↓

≫測定・解析結果についての医師へのコメントと内容

□ 行っていない　　☑口頭で行った　　□文書で行った

VCM血中濃度上昇が見られるため，2日間投与SKIPし，その後TDM再検を提案。

≫医師とのディスカッションと内容

□ していない　　☑した

Scrの上昇は出血後の低血圧管理・尿量減少によるものであり，VCMは15〜20μg/mLで継続を確認。

TDMによる投与スケジュールの変更と内容

□ しない　　☑した

- 2日間VCM投与SKIPしたことによりトラフ9.29μg/mLまで低下。
- Scrの上昇は軽度（1mg/dL前後）であったが，尿量の低下が見られ，低血圧管理による腎前性腎障害と判断。
- 投与設計を行いVCM 1回600mg，q12hrで再開。
- しばらくは週2回のTDMフォローを依頼。

TDM実施後の患者の状態・経緯

- 収縮期血圧70〜100mmHgの低血圧管理を継続したが，次第に尿量が得られるようになり，腎機能は回復傾向となった。
- VCM1回600mg，q12hrへ減量後，血中濃度は14.38μg/mLであった。
- ICU入室中の重症患者であり，より細やかにフォローするため週2回TDMを行い，トラフ15〜20μg/mLを維持した。

TDMの実施や結果についての患者説明と内容

☑しない　　□した

薬物速度論パラメータ推定法・血中濃度推移・検査値推移等

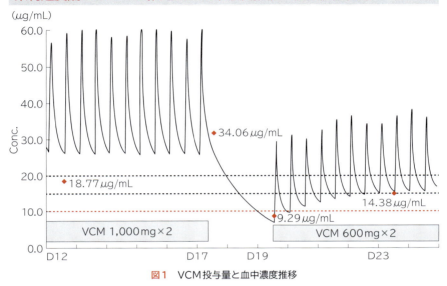

図1　VCM投与量と血中濃度推移

解析に使用した方法・速度論式・ソフト

塩野義VCM-TDM

報告症例で苦労した点・疑問点と内容／この症例で学ぶべきポイント

出血イベント後，再出血防止のため低血圧管理を開始され，尿量減少となった。クレアチニン上昇傾向であったためTDM依頼を行ったが，VCM血中濃度は既に中毒域まで上昇していた。

17 出血後の低血圧管理と尿量減少によりバンコマイシン血中濃度が急上昇した症例

症例提供者からの追加情報・コメント等

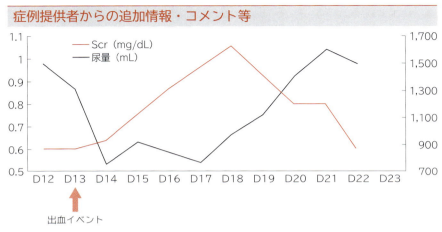

図2　血清クレアチニン値と尿量の推移

■ 参考文献
1) MRSA感染症の治療ガイドライン作成委員会 編：MRSA感染症の治療ガイドライン―改訂版―2014，日本化学療法学会，日本感染症学会，2014
2) 日本化学療法学会抗菌薬TDMガイドライン作成委員会，日本TDM学会TDMガイドライン策定委員会―抗菌薬領域― 編：抗菌薬TDMガイドライン，日本化学療法学会，2012

MEMO

18 バンコマイシンによる高度肥満例に対する敗血症の治療症例

KEYWORDS バンコマイシン，高度肥満，敗血症

河崎 陽一
岡山大学病院薬剤部

TDMの目的と患者基本情報

≫ 報告事例内容
- ☐ 初期投与設計例
- ☐ 中毒例（解析・処置例など）
- ☑ 維持投与設計例
- ☐ 服薬指導・病棟活動への応用例
- ☐ 血中濃度解析例
- ☐ その他

≫ 報告対象薬物名
バンコマイシン（点滴静注用バンコマイシン0.5「MEEK」）

≫ 患者基本情報
年齢：58歳　　性別：女性　　身長：155cm　　体重：158kg
主疾患：発熱，倦怠感，左下肢皮膚潰瘍　　合併症：なし
報告薬物の対象疾患：敗血症
主併用薬剤：メロペネム
腎機能：正常（検査値　Scr＝0.46　BUN＝15）
肝機能：異常（検査値　AST／ALT＝72／33　T.bil＝6.97）
特記機能：検査値　WBC＝115,800/μL　CRP＝10.49
栄養：☑ 食事が主　　☐ 点滴・TPNが主　　☐ 経管栄養が主　　☐ その他
受診：入院

≫ TDMの主目的
- ☑ 投与量や投与間隔の設定やチェック
- ☐ 効果判定のため
- ☐ 服薬状況のチェック
- ☐ 副作用のチェック
- ☐ 服薬方法・投与方法の検討や変更（剤形含む）
- ☐ その他

≫ 測定法／測定システム（試薬）
FPIA／AXSYM

TDM実施時までの患者の状態・経緯

発熱，倦怠感の訴えにより，緊急入院となった。血液培養の結果，血液よりMRSAを検出したため，バンコマイシン（VCM）の点滴治療が開始と

郵便はがき

料金受取人払郵便

神田局承認

2997

差出有効期間
平成30年3月
31日まで
（切手不要）

101-8791

707

（受取人）
東京都千代田区猿楽町1-5-15
（猿楽町SSビル）

株式会社 **じほう** 出版局

愛読者 係 行

（フリガナ） ご住所	□□□-□□□□ TEL：　　　　　FAX： E-mail：　　　　　@		□ご自宅 □お勤め先
（フリガナ） ご所属先		部署名	
（フリガナ） ご芳名			男・女 年齢（　　）
ご職業			

お客様のお名前・ご住所などの情報は、弊社出版物の企画の参考とさせていただくとともに、弊社の商品や各種サービスのご提供・ご案内など、弊社の事業活動に利用させていただく場合があります。

臨床現場で役立つ！
実例から学ぶTDMのエッセンス

ご愛読者はがき　　　　　　　　　　4847-6

1．本書をどこでお知りになりましたか。 □ 書店の店頭で　□ 弊社からのDMで　□ 弊社のHPで □ 学会展示販売で　□ 知人・書評の紹介で □ 雑誌・新聞広告で【媒体名：　　　　　　　　　　　　　】 □ ネット書店で【サイト名：　　　　　　　　　　　　　　】 □ その他（　　　　　　　　　　　　　　　　　　　　）
2．本書についてのご意見をお聞かせください。 　有　用　性（□ たいへん役立つ　□ 役立つ　□ 期待以下） 　難　易　度（□ やさしい　□ ふつう　□ 難しい） 　満　足　度（□ 非常に満足　□ 満足　□ もの足りない） 　レイアウト（□ 読みやすい　□ ふつう　□ 読みにくい） 　価　　　格（□ 安い　□ ふつう　□ 高い）
3．最近購入されて役立っている書籍を教えてください。
4．今後どのような書籍を希望されますか。
5．本書へのご意見・ご感想をご自由にお書きください。

ご協力ありがとうございました。弊社書籍アンケートのご回答者全員の中から**毎月抽選で30名様に図書カード（500円分）をプレ**ゼントいたします。お客様の個人情報に関するお問い合わせは、E-Mail：privacy@jiho.co.jpでお受けしております。

なった。VCMの初回投与は，主治医の判断で決定された。VCM投与開始3日目（投与5回目）のトラフ値は8.45 μg/mL，ピーク値は19.90 μg/mLであった。薬物血中濃度測定の結果，主治医より測定結果の解析依頼を受けた。

血中濃度測定

≫ 投与スケジュール
- ☐ 初期投与量設計時のスケジュール
- ☑ 維持投与量時のスケジュール
- ☐ 既に長期服用中のスケジュール

≫ 内容
1回1,000 mgを12時間間隔で5回投与した。

≫ 採血時間
① 血中トラフ値：13：00
② ピーク（点滴終了1時間後）値：15：00

≫ 測定結果
① 血中トラフ濃度：8.45 μg/mL
② 血中ピーク濃度：19.90 μg/mL

≫ 解析結果
血中トラフ値ならびに血中ピーク値ともに低値

≫ 測定・解析結果についての医師へのコメントと内容
☐ 行っていない　　☐ 口頭で行った　　☑ 文書で行った

　血中濃度ならびに患者基本情報に基づいて解析した結果，現在の投与量では血中濃度が低く推移します。

≫ 医師とのディスカッションと内容
☑ していない　　☐ した

TDMによる投与スケジュールの変更と内容

☐ しない　　☑ した

　次回の投与から，1回1,500 mgを2時間かけて点滴し，12時間間隔で投与すると良好な血中濃度が得られると考えられます（推定トラフ値：15.53 μg/mL）。また，解析結果は，抗菌薬TDMガイドラインに明記されている肥満例に対するVCMの投与時の注意点に留意して解析しており，予測値と実測値は大きく乖離することはないと予測されます。なお，発赤発現予防のため点滴時間を2時間にしています。再度血中濃度解析を行うために，3日後の点滴前

と点滴終了1時間後に採血を行ってください。

TDM実施後の患者の状態・経緯

投与量変更後，白血球数およびCRPが低下し発熱も治まった。その後8日目の血液培養でMRSAが陰性となったため，投与終了となった。

TDMの実施や結果についての患者説明と内容

☑ しない　☐ した

薬物速度論パラメータ推定法・血中濃度推移・検査値推移等

	血液培養 MRSA（＋）	VCM 2g/日	VCM 3g/日		血液培養 MRSA（－）
WBC (×10³μL)	15.6	10.8	9.8		7.8
CRP	12.9	3.93	2.80		2.50
Scr (mg/dL)	0.56	0.42	0.36		0.43
BUN (mg/dL)	23.3	21.2	23.4		22.2
トラフ濃度 (μg/mL)		8.45	16.00		
ピーク濃度 (μg/mL)		19.90	38.75		

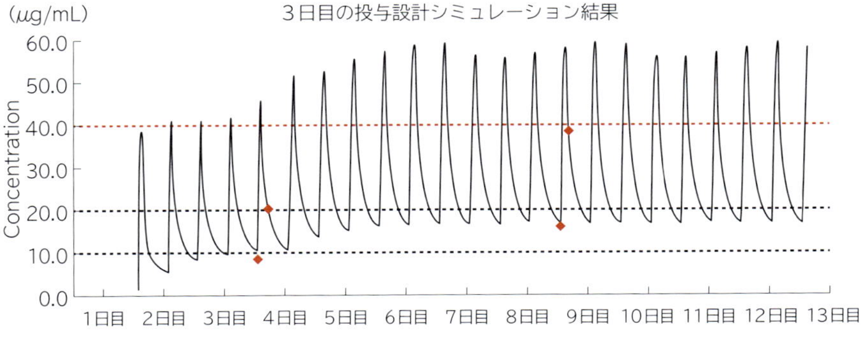

図1　高度肥満患者のVCM投与量，VCM血中濃度ならびに主要検査値の推移

解析に使用した方法・速度論式・ソフト

明治バンコマイシン「MEEK」TDM解析ソフト Ver. 2.0（Meiji Seika ファルマ）

報告症例で苦労した点・疑問点と内容／この症例で学ぶべきポイント

通常，肥満例では血中濃度の予測が困難である。しかし，本症例は3日間の投与において腎機能の悪化は認められなかったことから，理想体重（52.9 kg）ならびに解析時の血清クレアチニン値を用いて投与設計を行った。過去の報告において，肥満患者に対する理想体重への補正の有用性が示されていた[1]ことから，今回は理想体重に補正して解析した。

高度肥満例は，VCM初回投与設計を行うことが推奨されると考える[2]。また，肥満例でも実測体重に基づいた投与量の決定が推奨されている[3]が，本症例では投与量が約4 g/日となり，1日の上限に達する[4]。さらに，肥満例では血中濃度予測が困難なうえに腎障害が発生しやすい[5]ため，投与設計には注意を要する。

症例提供者からの追加情報・コメント等

【既往歴】乳幼児期に下肢熱傷。熱傷後，有棘細胞がんのため右下肢切断。
【アレルギー歴】なし。【内服】なし。【家族歴】なし。
【生活歴】機会飲酒，喫煙（−）。
【現状】高血圧（−），糖尿病（−），肝障害（＋），腹水（＋）。

参考文献

1) 八木祐助　他：塩酸バンコマイシン初回投与設計における体重補正の検討．日本病院薬剤師会雑誌，44(1)：132-135, 2008
2) Nunn MO, et al.：Vancomycin dosing：assessment of time to therapeutic concentration and predictive accuracy of pharmacokinetic modeling software. Ann Pharmacother, 45(6)：757-763, 2011
3) Blouin RA, et al.：Vancomycin pharmacokinetics in normal and morbidly obese subjects. Antimicrob Agents Chemother, 21(4)：575-580, 1982
4) 日本化学療法学会抗菌薬TDMガイドライン作成委員会，日本TDM学会TDMガイドライン策定委員会―抗菌薬領域―　編：抗菌薬TDMガイドライン，日本化学療法学会，2012
5) Wong-Beringer A, et al.：Vancomycin-associated nephrotoxicity：a critical appraisal of risk with high-dose therapy. Int J Antimicrob Agents, 37(2)：95-101, 2011

各種抗MRSA薬が無効であった重度敗血症と化膿性脊椎炎合併症例

KEYWORDS　テイコプラニン，化膿性脊椎炎，重度敗血症

河崎 陽一
岡山大学病院薬剤部

TDMの目的と患者基本情報

≫報告事例内容
- ☐ 初期投与設計例
- ☐ 中毒例（解析・処置例など）
- ☑ 維持投与設計例
- ☐ 服薬指導・病棟活動への応用例
- ☐ 血中濃度解析例
- ☐ その他

≫報告対象薬物名
テイコプラニン（テイコプラニン点滴静注用400mg「F」）

≫患者基本情報
年齢：71歳　　性別：男性　　身長：167cm　　体重：64.4kg
主疾患：重度敗血症　　合併症：化膿性脊椎炎
報告薬物の対象疾患：敗血症
主併用薬剤：テルミサルタン，アゼルニジピン（8），ラフチジン（10）
腎機能：異常（検査値　Scr=1.1　BUN=37.7）
肝機能：正常（検査値　AST/ALT=13/22）
栄養：☐ 食事が主　　☑ 点滴・TPNが主　　☐ 経管栄養が主　　☐ その他
受診：入院

≫TDMの主目的
- ☑ 投与量や投与間隔の設定やチェック
- ☑ 効果判定のため
- ☐ 服薬状況のチェック
- ☐ 副作用のチェック
- ☐ 服薬方法・投与方法の検討や変更（剤形含む）
- ☐ その他

≫測定法／測定システム（試薬）
FPIATDXFLX

TDM実施時までの患者の状態・経緯

【バンコマイシンの解析依頼】
　脊椎炎に起因するMRSAを認めた。容態は，重度敗血症ならびに化膿性脊椎炎併発である。腎機能および肝機能は正常であり，バンコマイシン（VCM）

の初回投与量は，主治医の判断で決定された。VCM投与開始3日目（投与6回目）のトラフ値は23.68μg/mL，ピーク値は42.33μg/mLであった。薬物血中濃度測定の結果，主治医より測定結果の解析依頼を受けた。

【アルベカシンの解析依頼】

VCMによる治療を行っていたが，CRPが微増したため，主治医の判断でアルベカシン（ABK）に変更となった。投与開始3日目の血中濃度は，トラフ値1.00μg/mL，ピーク値13.48μg/mLと良好であった。投与開始10日目の血中濃度は良好であったが，菌感受性試験の結果，ABKの効果が低下していたため，主治医の判断でテイコプラニン（TEIC）に変更となった。

【テイコプラニンの解析依頼】

MRSA感染症ガイドラインに基づき，重度敗血症ならびに化膿性脊椎炎併発の治療を行ってきたが，これまでVCM，リネゾリド（LZD）およびABKでは著効を示さなかった。TEICの使用に際し，投与量は主治医の判断で決定された。投与開始5日目に採血を行い，TEICの血中濃度を測定した結果，13.94μg/mLであった。薬物血中濃度測定の結果，主治医より測定結果の解析依頼を受けた。

血中濃度測定

》》投与スケジュール

- ■ 初期投与量設計時のスケジュール
- ☑ 維持投与量時のスケジュール
- ■ 既に長期服用中のスケジュール

》》内容

【VCM】1回1,000mgを12時間間隔で6回投与した。

【TEIC】2日間1回400mgを12時間間隔で投与し，3日目から1回200mgを24時間間隔で3回投与した。

》》採血時間

【VCM】血中トラフ値：10:00
ピーク（点滴終了1時間後）値：12:00
【ABK】血中トラフ値：10:00
ピーク（点滴終了30分後）値：10:30
【TEIC】血中トラフ値：10:00

》》測定結果

【VCM】血中トラフ値：23.68μg/mL

血中ピーク値：42.33μg/mL
【ABK】血中トラフ値：1.22μg/mL
　　血中ピーク値：14.01μg/mL
【TEIC】血中トラフ値：13.13μg/mL

>>> **解析結果**

　　VCMは，高値を示した。ABKは，良好な血中濃度であった。TEICは，敗血症の治療には低値であった。

>>> **測定・解析結果についての医師へのコメントと内容**

　　■ 行っていない　　■ 口頭で行った　　☑ 文書で行った

【VCM】1回1,250mgを24時間間隔での投与を推奨します。
【TEIC】抗菌薬TDMガイドラインにおいて，重症例に対する目標トラフ値は20μg/mL以上が望ましいことから，1回300mgを24時間間隔で投与することを推奨します。

>>> **医師とのディスカッションと内容**

　　☑ していない　　■ した

TDMによる投与スケジュールの変更と内容

　　■ しない　　☑ した

【VCM】1回1,250mgを24時間間隔で投与となった。
【TEIC】1回300mgを24時間間隔で投与となった。

TDM実施後の患者の状態・経緯

　　VCMは有効血中濃度域を推移したが，著効しなかった。また，ABKは効果減弱の可能性が示唆された。一方，TEICは1回量を増量したことで，投与開始41日目の血液培養においてMRSAは陰性となり抗MRSA薬の使用が終了した。本症例において，TEIC投与が41日間にも及んだ理由として，重度敗血症に化膿性脊椎炎を合併したことが原因と考えられる。

TDMの実施や結果についての患者説明と内容

　　☑ しない　　■ した

薬物速度論パラメータ推定法・血中濃度推移・検査値推移等

	1日目	7日目		14日目		27日目		37日目		48日目			78日目
	VCM 2g/日 (12hr)	VCM 1.25g/日 (24hr)		LZD 1,200mg/日 (12hr)		ABK 225mg/日 (48hr)		TEIC 400mg/日 (2日間) 200mg/日 (24hr)			TEIC 300mg/日 (24hr)		
				CRP 微増		血球減少症中止							
血液培養	MRSA（+）							MRSA（+）					MRSA（−）
WBC (×10³/μL)	8.59	7.96	8.87	8.89		3.40	5.22	8.98	8.59	8.91	7.99	8.01	8.22
CRP	22.0	14.2	13.8	15.4		5.1	4.69	6.57	5.63	4.17	3.69	3.44	2.50
Scr (mg/dL)	1.28	1.17	1.10	0.93		1.31	1.28	1.42	1.32	0.81	0.97	1.11	0.80
BUN (mg/dL)	44.3	40.5	37.7	29.4		29.2	27.3	42.7	34.4	31.1	33.1	34.7	31.6
トラフ濃度 (μg/mL)		23.68	15.48	13.17			1.00	1.22	13.94	13.7	17.03	16.23	18.27
ピーク濃度 (μg/mL)		42.33	36.21	33.88			13.48	14.01					
菌感受性試験	VCM≦1.0			VCM≦1.0		VCM≦1.0		VCM≦1.0			VCM≦1.0		
	TEIC≦1.0			TEIC≦1.0		TEIC≦1.0		TEIC≦1.0			TEIC≦1.0		
	ABK≦0.5			ABK≦0.5		ABK≦0.5		ABK=1.0			ABK=1.0		
	LZD=1.0			LZD=1.0		LZD=1.0		LZD=1.0			LZD=1.0		

図1 重度敗血症患者の各種抗MRSA薬の投与量，血中濃度ならびに主要検査値の推移

解析に使用した方法・速度論式・ソフト

　テイコプラニンTDM解析支援ソフトウェア（TEICTDM）Ver. 2.0（アステラス製薬）

報告症例で苦労した点・疑問点と内容／この症例で学ぶべきポイント

　MRSA感染症の治療ガイドラインでは，VCMは第1選択薬である。本症例もガイドラインに則り，治療を開始したが効果が得られる第2選択薬のLZDに変更した。しかし，血球減少症が発現し，ABKに変更した。ABK使用でも効果が得られずTEICに変更となった。本症例は，化膿性脊椎炎に起因する重度敗血症であったが，感染源を除去できず，MRSA治療に苦慮した。

　菌感受性試験の結果ならびにMRSA感染症の治療ガイドラインを考慮し

て治療を行ったが，化膿性脊椎炎に起因する重度の敗血症ならびに有害事象発現により，種々の抗MRSA薬を使用せざるを得なかった。また，菌感受性試験の結果から使用する抗菌薬を決定する際の難しさを実感した。幸いにも数回の菌感受性試験ならびに継続的にTDMを行っていたことにより，使用中の抗MRSA薬の効果減弱を早期に発見できたことで耐性菌の出現を回避できたと考える。

症例提供者からの追加情報・コメント等

【既往歴】高血圧，胆のう摘出術。【アレルギー歴】なし。
【内服】ミカルディス，カルブロック，プロテカジン。
【家族歴】なし。【生活歴】機会飲酒，喫煙（−）。
【現状】高血圧（＋），糖尿病（−）。倒れてきた木で背部打撲。CTで第10胸椎圧迫骨折，脊椎損傷。椎体より感染が生じ，膿瘍形成。イレウス状態により絶食。

参考文献
1) MRSA感染症の治療ガイドライン作成委員会 編：MRSA感染症の治療ガイドライン─改訂版─ 2014，日本化学療法学会，日本感染症学会，2014

MEMO

20 バンコマイシンの重症心疾患患者における早期血中濃度測定時の維持投与設計

KEYWORDS 菌血症，低心機能，採血タイミング

松永 典子
長崎大学病院薬剤部

TDMの目的と患者基本情報

≫報告事例内容
- ☐ 初期投与設計例
- ☐ 中毒例（解析・処置例など）
- ☑ 維持投与設計例
- ☐ 服薬指導・病棟活動への応用例
- ☐ 血中濃度解析例
- ☐ その他

≫報告対象薬物名
バンコマイシン（バンコマイシン）

≫患者基本情報
年齢：65歳　　性別：男性　　身長：170.9cm　　体重：51.8kg
主疾患：陳旧性心筋梗塞　　合併症：菌血症，心不全，糖尿病，心停止蘇生後
報告薬物の対象疾患：菌血症
主併用薬剤：セファゾリン
腎機能：異常（検査値　Scr＝1.38　BUN＝29　CLcr＝39.1）
肝機能：異常（検査値　GOT/GPT＝45/47）
栄養：☐ 食事が主　　☑ 点滴・TPNが主　　☐ 経管栄養が主　　☐ その他
受診：入院

≫TDMの主目的
- ☑ 投与量や投与間隔の設定やチェック
- ☐ 効果判定のため
- ☐ 服薬状況のチェック
- ☐ 副作用のチェック
- ☐ 服薬方法・投与方法の検討や変更（剤形含む）
- ☐ その他

≫測定法／測定システム（試薬）
PETINIA/Dimension

TDM実施時までの患者の状態・経緯

陳旧性心筋梗塞に伴う心機能低下，慢性心房細動あり。全身の浮腫，心機能低下を認め，慢性心不全の増悪として入院加療していた。入院中に，心室細動，心停止となり電気的除細動にて蘇生。挿管・人工呼吸器管理となっ

た。その後38℃台の発熱あり，血培提出。2セットでグラム陽性球菌検出。

血中濃度測定

≫ 投与スケジュール
- ✓ 初期投与量設計時のスケジュール
- ☐ 維持投与量時のスケジュール
- ☐ 既に長期服用中のスケジュール

≫ 内容
初日　：13:00　1g　1時間で投与
2日目：16:00　1g　1時間で投与
3日目：16:00　1g　1時間で投与

≫ 採血時間
3日目の投与直前

≫ 測定結果
7.22 μg/mL

≫ 解析結果
1g×1 → トラフ 9.93 μg/mL
0.75g×2 → トラフ 18.78 μg/mL
（VCM-TDM　E_edition ver.3.0）

≫ 測定・解析結果についての医師へのコメントと内容
☐ 行っていない　✓ 口頭で行った　☐ 文書で行った

まだ2回目の投与後であり，定常状態でない。腎機能も低下しており，血中濃度は解析結果より上昇する予想。

≫ 医師とのディスカッションと内容
☐ していない　✓ した

今のところ，MRSAが否定できない状態。フォーカスが明らかでなく，感染性心内膜炎の可能性もある状態。トラフ15〜20 μg/mLの高めを希望。

TDMによる投与スケジュールの変更と内容

☐ しない　✓ した

解析結果では，0.75g×2への増量で感染性心内膜炎の目標トラフである15〜20 μg/mLに達成する予測となったが，心停止後の患者であり循環動態が低下していたため，腎機能の悪化が予測された。したがって，予測より血中濃度が上昇することが予想されるため，増量は行わず，1g×1での継続を

提案した。ただし，現在はトラフ値が低めであるため，翌日から投与時間を朝へ変更してもらい，1g×1で継続した。

TDM実施後の患者の状態・経緯

7日目に再検。トラフ値17.75 μg/mL。1g×1の継続で，目標の15～20 μg/mLに達成していた。徐々に解熱し，炎症反応も低下。心エコーで疣贅なし。血液培養の中間報告で，MSSAと判明。最終結果でもMSSAであったため，投与7日目でバンコマイシン（VCM）中止となり，セファゾリン単独となった。

TDMの実施や結果についての患者説明と内容

☑ しない　☐ した

薬物速度論パラメータ推定法・血中濃度推移・検査値推移等

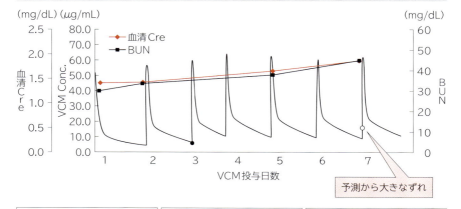

1) 3日目投与直前の血中濃度を解析ソフトに載せてベイジアン法で推定すると，定常トラフ値の予想は，1g×1→9.93 μg/mL 0.75g×2→18.78 μg/mL

2) 心停止後の患者で循環動態が低下していたため，腎機能の悪化が予測された。そのため，増量は行わず1g×1で継続することを提案し，トラフ値を早めに上げるため，投与タイミングを翌日から午前中に早めるよう提案した。

3) 7日目の血中濃度は，17.75 μg/mLまで上昇しており，3日目の解析予測より大きく上昇していた。また，腎機能の悪化も認められた。

図1　VCM血中濃度と腎機能の推移

解析に使用した方法・速度論式・ソフト

VCM-TDM　E_edition ver. 3.0

報告症例で苦労した点・疑問点と内容／この症例で学ぶべきポイント

心停止，蘇生後の患者であり，循環動態が不安定であった。心不全および全身浮腫を認めており，心機能に伴って腎血流が変化する可能性があったため維持量の設定が難しかった。本症例では，腎機能の悪化が認められ予想より血中濃度が上昇していた。また，利尿剤の投与などにより分布容積の変化も考えられた。

心疾患，浮腫のある患者は，予測濃度より実測濃度が高値となるという報告もあるため[1]，患者背景を読み取り，維持量の設計を行うべきである。

症例提供者からの追加情報・コメント等

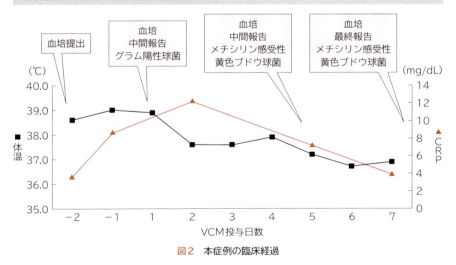

図2　本症例の臨床経過

参考文献

1) Teramachi H, et al.：Evaluation of predictability for vancomycin dosage regimens by the Bayesian method with Japanese population pharmacokinetic parameters. Biol Pharm Bull, 25(10)：1333-1338, 2002

クラリスロマイシン併用によりカルバマゼピンの血中濃度が上昇した症例

KEYWORDS カルバマゼピン，クラリスロマイシン，CYP3A4

山田 和範，山澤 裕司
中村記念南病院薬剤部

TDMの目的と患者基本情報

≫ 報告事例内容
- ☐ 初期投与設計例
- ☐ 中毒例（解析・処置例など）
- ☑ 維持投与設計例
- ☐ 服薬指導・病棟活動への応用例
- ☐ 血中濃度解析例
- ☐ その他

≫ 報告対象薬物名
カルバマゼピン（レキシン）

≫ 患者基本情報
年齢：82歳　　性別：女性　　身長：150cm　　体重：39kg

主疾患：くも膜下出血後　合併症：慢性気管支炎，気管支喘息，高血圧症，症候性てんかん

報告薬物の対象疾患：てんかん

主併用薬剤：クラリスロマイシン，ブロムヘキシン塩酸塩，フドステイン，カルボシステイン，カンデサルタン，メトプロロール，シルニジピン，メキシレチン，ツロブテロールテープ

腎機能：正常〔検査値　Scr=0.62　BUN=14.7　CLcr=43（Cockcroft-Gault式）〕

肝機能：正常（検査値　GOT/GPT=17/10）

栄養：☑ 食事が主　　☐ 点滴・TPNが主　　☐ 経管栄養が主　　☐ その他

受診：入院

≫ TDMの主目的
- ☐ 投与量や投与間隔の設定やチェック
- ☐ 効果判定のため
- ☐ 服薬状況のチェック
- ☐ 副作用のチェック
- ☑ 服薬方法・投与方法の検討や変更（剤形含む）
- ☐ その他

≫ 測定法／測定システム（試薬）
CEDIA

TDM実施時までの患者の状態・経緯

痙攣発作が出現し，ジアゼパム静注により発作は停止し，その後カルバマゼピン（CBZ）が1回100mg，1日3回毎食後で処方となる。CBZ服用後に発作は出現せず，服用8日目に血中濃度確認となる。

血中濃度測定

≫投与スケジュール
- ☐ 初期投与量設計時のスケジュール
- ☑ 維持投与量時のスケジュール
- ☐ 既に長期服用中のスケジュール

≫内容
CBZ服用開始8日目の血中濃度（トラフ値）は14.6μg/mL

≫採血時間
トラフ値（朝食後服用前）

≫測定結果
14.6μg/mL

≫解析結果
PEDAで解析したところ血中濃度実測値が明らかに母集団から逸脱しておりクラリスロマイシン（CAM）併用の影響が強く疑われた。

≫測定・解析結果についての医師へのコメントと内容
☐ 行っていない　　☐ 口頭で行った　　☑ 文書で行った

TDM解析報告書の提出（投与量と血中濃度の推移を提示し，母集団パラメータから明らかに逸脱しており相互作用の影響が強いと考えられる旨をコメント）。

≫医師とのディスカッションと内容
☐ していない　　☑ した

発作はコントロールされており，血中濃度は中毒域で推移しているため減量を提案。

TDMによる投与スケジュールの変更と内容

☐ しない　　☑ した

血中濃度を有効域で推移させるため200mg/日への減量を提案し，実施となった。減量1週間後の血中濃度（トラフ値）は8.7μg/mL，その後も

8.8μg/mL,7.7μg/mLと有効域で血中濃度は推移しコントロールがとれていた。その後,CAMを服用中止15日目に血中濃度を確認するとトラフ値が4.0μg/mLへ低下しており,1日300mgへ増量を提案し翌日より増量となる。この間発作の発現は特になかった。

TDM実施後の患者の状態・経緯

維持量が1日300mgとなってからは血中濃度(トラフ値)は7μg/mL前後を推移し,痙攣発作なく副作用も認められず良好に血中濃度がコントロールされ経過した。

TDMの実施や結果についての患者説明と内容

☑ しない　　☐ した

薬物速度論パラメータ推定法・血中濃度推移・検査値推移等

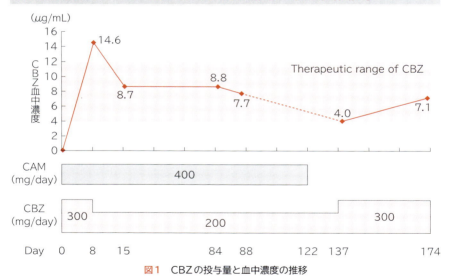

図1　CBZの投与量と血中濃度の推移

解析に使用した方法・速度論式・ソフト

PEDA

報告症例で苦労した点・疑問点と内容／この症例で学ぶべきポイント

薬物相互作用のため血中濃度の予測が母集団から逸脱しており,慎重な投

与設計が必要であった。相互作用を含めた表現型としての血中濃度推移をモニタリングすることで，至適投与量で有効血中濃度を推移させ痙攣発作をコントロールできた。

CAMなどの14員環マクロライド系抗生物質は，本来の抗菌活性のほかに主に好中球が関与する炎症に対して多彩な抗炎症作用を有し，慢性気管支炎等の慢性下気道疾患に長期投与の有効性も報告されている。一方，薬物代謝酵素CYP3A4を不活性化することからほかの薬剤との薬物相互作用の報告が数多くあり，CYP3A4で代謝されるほかの薬剤との併用時には注意を要する。症例の血中濃度の急峻な上昇はCAMによるCBZの主な代謝酵素であるCYP3A4の阻害によるCBZの代謝能の低下が原因と考えられた。また，CAM中止後のCBZ血中濃度の低下はCAM中止による薬物代謝能の改善が考えられた。

今回の症例のような併用薬による抗てんかん薬の血中濃度の変動の可能性がある時はTDMを頻回に行い，医師と十分に連携を取り合い情報提供することにより適切な薬物治療に貢献できると考えられる。

MEMO

22 フェニトイン中毒時の用量調節にTDMを実施した症例

KEYWORDS　フェニトイン，中毒，非線形動態

山田 和範，山澤 裕司
中村記念南病院薬剤部

TDMの目的と患者基本情報

≫ 報告事例内容
- ☐ 初期投与設計例
- ☑ 中毒例（解析・処置例など）
- ☐ 維持投与設計例
- ☐ 服薬指導・病棟活動への応用例
- ☐ 血中濃度解析例
- ☐ その他

≫ 報告対象薬物名
フェニトイン（アレビアチン）

≫ 患者基本情報
年齢：63歳　　性別：男性　　身長：152cm　　体重：63kg
主疾患：脳炎　　合併症：2次性痙攣
報告薬物の対象疾患：てんかん
主併用薬剤：テプレノン
腎機能：正常〔検査値　Scr＝0.7　BUN＝11　CLcr＝96（Cockcroft-Gault式）〕
肝機能：正常（検査値　GOT/GPT＝24/18）
栄養：☑ 食事が主　　☐ 点滴・TPNが主　　☐ 経管栄養が主　　☐ その他
受診：外来（その後入院）

≫ TDMの主目的
- ☑ 投与量や投与間隔の設定やチェック
- ☐ 効果判定のため
- ☐ 服薬状況のチェック
- ☐ 副作用のチェック
- ☑ 服薬方法・投与方法の検討や変更（剤形含む）
- ☐ その他

≫ 測定法／測定システム（試薬）
ラテックス免疫比濁法/ナノピア

TDM実施時までの患者の状態・経緯

もともと当院外来フォローの患者で，今回当院救急部受診3日前より足がもつれやすくなり，つたい歩きをしないと歩けなくなった。2日前の夕には転

倒もありその後も改善しないため当院救急受診。主訴は頭痛，嘔気・嘔吐，歩行失調。内服薬はフェニトイン380mg/日，テプレノン150mg/日を服用していた。

血中濃度測定

≫ 投与スケジュール
- ☐ 初期投与量設計時のスケジュール
- ☑ 維持投与量時のスケジュール
- ☐ 既に長期服用中のスケジュール

≫ 内容
薬剤部へTDM解析依頼があり薬歴からフェニトイン製剤の変更による成分量の違いが原因と見られる血中濃度の上昇が考えられた。この年，フェニトイン製剤はアレビアチン細粒（97%）からアレビアチン散10%へ切り替えとなっており，以前の製剤は原末量で調剤していたがアレビアチン散への切り替えに伴い成分量調剤となっていた。この変更に伴う注意喚起は薬剤部より診療部へ連絡していたが今回のケースはアレビアチン細粒 0.38g/日（成分量として369mg/日）からアレビアチン散10% 3.8g/日（成分量として380mg/日）での処方が継続されていた。細粒服用時の血中濃度の履歴は2002年3月に17.9μg/mL（369mg/日）であり血中濃度は有効域の上限周辺で推移していた。

≫ 採血時間
救急部受診時

≫ 測定結果
49.6μg/mL

≫ 解析結果
$V_{max} = 6.33$ mg/day/kg, $K_m = 1.7$ μg/mL
$V_{max} = 6.13$ mg/day/kg, $K_m = 0.85$ μg/mL：（Michaelis-Menten式）

≫ 測定・解析結果についての医師へのコメントと内容
- ☐ 行っていない ☐ 口頭で行った ☑ 文書で行った

TDM解析報告書の提出（血中濃度，シミュレーションカーブおよび過量投与が原因のフェニトイン中毒であるコメント掲載）。

≫ 医師とのディスカッションと内容
- ☐ していない ☑ した

解析報告書をもとに休薬およびフォローの血中濃度確認。その後の維持量減量について。

TDMによる投与スケジュールの変更と内容

☐ しない ☑ した

　実測で17.9μg/mLが得られた際に推定した速度論パラメータを使用して算出した情報をもとに投与量と血中濃度のシミュレーションカーブをPEDAで作成すると380mg服用により入院時の血中濃度周辺で推移することが予測された（図1）。また，380mgおよび369mgでの血中濃度を用いたMichaelis-Menten式からは$K_m = 0.85\,mg/L$，$V_{max} = 386.5\,mg/day$であった。上記内容を担当医へ報告し，入院後フェニトインは休薬となり血中濃度のモニタリングを開始した。血中濃度の低下は休薬4日目には有効域の上限付近まで低下してきており（図2），フェニトインは300mg/日で再開となった。入院7日目の採血結果は16.2μg/mLと有効域で推移していた。

　しかし，この血中濃度の解釈を中毒域からの消失中の濃度と再開で服用した300mgでの血中濃度上昇分と考えると，このまま継続することで有効域から血中濃度が低下してしまい発作発現の懸念があったため，再度担当医とコンサルトし以前のデータを参考に維持量を360mg/日（Michaelis-Menten式からは血中濃度11.5μg/mLと予測）での経過観察を提案し入院10日目から処方となった。

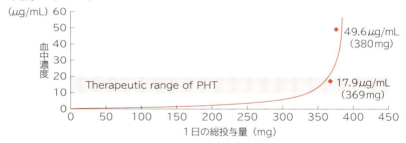

図1　フェニトインの投与量と血中濃度の関係

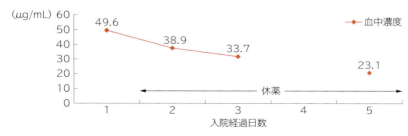

図2　入院後のフェニトインの血中濃度推移

解析に使用した方法・速度論式・ソフト

PEDA，Michaelis-Menten式

TDM実施後の患者の状態・経緯

その後の血中濃度は17.0 μg/mLとMichaelis-Menten式から求めた予測値よりも高い値を示したが有効域で推移しており，発作もなく経過し退院となった。その後の外来での血中濃度は有効域で推移し，発作もなく経過している。

TDMの実施や結果についての患者説明と内容

☑ しない　　☐ した

報告症例で苦労した点・疑問点と内容／この症例で学ぶべきポイント

中毒域から血中濃度が低下してきている状態で維持投与量を開始する時期と用量について。

フェニトインは代謝能に飽和が認められ，非線形性動態を示す薬物である。今回のケースは製剤の変更に伴う服用成分量の違い（11 mg）による血中濃度の上昇を招いた。現在，細粒は製造中止となっており散剤は10％散で統一されている。血中濃度が有効域上限で推移している患者に対する増量の際には，薬剤師は過去の処方歴，血中濃度の履歴の確認をすることによりフェニトイン中毒は未然に防止できると考えられる。本症例を経験し，薬剤師が調剤時には過去の用量，血中濃度の確認を実施するようになった。

本症例では，薬剤師が中毒症状での入院時からその原因をTDM解析により突き止め，服用再開時における維持量の提案をすることにより発作を発現することなく血中濃度を有効域で推移させることに成功した事例であった。反省点としては，製剤変更時の調剤にあたり用量と血中濃度の関係から疑義照会していれば中毒症状を未然に防ぐことができたと考えられるが，その当時TDM業務を含む薬物血中濃度モニタリングを実施していなかったのが残念である。

23 薬物相互作用によりジゴキシンの血中濃度が上昇した症例

KEYWORDS　アミオダロン，ジゴキシン，薬物相互作用

小松 敏彰
北里大学病院薬剤部

TDMの目的と患者基本情報

≫報告事例内容
- ■ 初期投与設計例　　✓ 中毒例（解析・処置例など）
- ■ 維持投与設計例　　■ 服薬指導・病棟活動への応用例
- ■ 血中濃度解析例　　■ その他

≫報告対象薬物名
ジゴキシン（ハーフジゴキシンKY錠0.125 mg，ジゴキシン錠0.25 mg「AFP」）

≫患者基本情報
年齢：80歳　　性別：女性　　身長：148 cm　　体重：40 kg
主疾患：僧帽弁閉鎖不全　　合併症：糖尿病，完全左脚ブロック
報告薬物の対象疾患：心房細動
主併用薬剤：エナラプリルマレイン酸塩錠，ビソプロロールフマル酸塩錠，フロセミド錠，アカルボース口腔内崩壊錠
腎機能：異常（検査値　Scr = 1.85　BUN = 41.8）
肝機能：異常（検査値　GOT/GPT = 87/107）
特記機能：なし（検査値　BNP = 1,187 pg/mL）
栄養：✓ 食事が主　　■ 点滴・TPNが主　　■ 経管栄養が主　　■ その他
受診：入院

≫TDMの主目的
- ✓ 投与量や投与間隔の設定やチェック　　■ 効果判定のため
- ■ 服薬状況のチェック　　　　　　　　　✓ 副作用のチェック
- ■ 服薬方法・投与方法の検討や変更（剤形含む）　　■ その他

≫測定法／測定システム（試薬）
FPIA/TDX

TDM実施時までの患者の状態・経緯

入院前からジゴキシン錠0.125 mgから隔日投与されていた。入院8日目頃

にジゴキシン濃度を測定したところ0.4 ng/mLと低値であり，心房細動による心拍数コントロールも良好でなかったことから，0.125 mg連日投与に変更された。その後血中濃度測定を行ったところ1.1 ng/mLであり，心拍数のコントロールも安定してきたことから，再び隔日投与に変更された。隔日投与に変更後，心拍数コントロールが不安定になり，ジゴキシン 0.25 mgが投与されることになった。0.125 mg連日投与の血中濃度データが1.1 ng/mLであったことから，0.25 mgに切り替えると血中濃度が中毒域に到達する可能性が高いことを主治医に情報提供を行った。心拍数コントロールを優先するとの判断から0.25 mgで投与し，血中濃度測定を頻繁に行うこととなった。

血中濃度測定

≫投与スケジュール
- ☐ 初期投与量設計時のスケジュール
- ☑ 維持投与量時のスケジュール
- ☐ 既に長期服用中のスケジュール

≫内容
　0.25 mg連日投与2日後からアミオダロン塩酸塩（400 mg 分2）が投与され，2日後に血中濃度測定を行ったところ1.7 ng/mLと高値であった。
　その4日後にジゴキシンの血中濃度測定を行ったところ4.4 ng/mLと予測血中濃度推移を大きく超えていた。

≫採血時間
内服前

≫測定結果
4.4 ng/mL

≫解析結果
　予想以上の高値で食欲不振などジゴキシンによる中毒症状も出現したことからジゴキシンの休薬を考慮した。

≫測定・解析結果についての医師へのコメントと内容
- ☐ 行っていない　☑ 口頭で行った　☐ 文書で行った

　ジゴキシンを1週間以上休薬し，開始する場合は0.125 mgを隔日投与すると提案。

≫医師とのディスカッションと内容
- ☐ していない　☑ した

　アミオダロンでも心拍数コントロールが取れればジゴキシンは投与しない。

TDMによる投与スケジュールの変更と内容

☐ しない　☑ した

　アミオダロン併用後のジゴキシンの半減期を算出したところ，7日程度であった．そのため，ジゴキシンを1週間以上休薬し，投与開始する場合は再度，ジゴキシン濃度を測定するように提案した．

TDM実施後の患者の状態・経緯

　ジゴキシン休薬後は食欲不振も改善され，アミオダロンのみで心房細動は改善された．

TDMの実施や結果についての患者説明と内容

☑ しない　☐ した

薬物速度論パラメータ推定法・血中濃度推移・検査値推移等

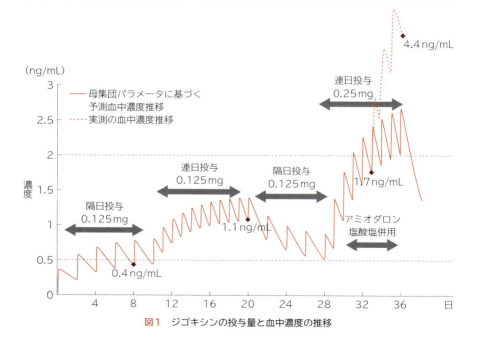

図1　ジゴキシンの投与量と血中濃度の推移

報告症例で苦労した点・疑問点と内容／この症例で学ぶべきポイント

　アミオダロンはP糖蛋白質を阻害し，ジゴキシンの尿細管分泌を抑制する。その結果，ジゴキシンの血中濃度を約2倍程度上昇させる。また薬物相互作用が発現するまでに1週間以上を要すると言われている[1]。本症例でも同様の事例が観察された。そのため，アミオダロン併用時はジゴキシンの投与量を半量程度に減量し，併用後1週間以上経過した後にTDMを行うことが推奨されると考えられた。

症例提供者からの追加情報・コメント等

　図1に示した予測血中濃度は，ベイジアン推定により予測した値ではなく，ジゴキシンの母集団パラメータ〔うっ血(+)CL(mL/min)＝0.33 mL/kg/min×体重(kg)＋0.9×CLcr(mL/min)，Vd＝7.8×体重〕に患者の体重と推定クレアチニンクリアランスを入れ，予測した。

参考文献
1) Moysey JO, et al.：Amiodarone increases plasma digoxin concentrations. Br Med J（Clin Res Ed），282（6260）：272, 1981

感染性心内膜炎治療において血中濃度モニタリングによりベンジルペニシリンが奏効した症例

KEYWORDS　TDM，持続静脈注射，ベンジルペニシリン

小松 敏彰
北里大学病院薬剤部

TDMの目的と患者基本情報

>> **報告事例内容**
- ■ 初期投与設計例　　■ 中毒例（解析・処置例など）
- ✓ 維持投与設計例　　■ 服薬指導・病棟活動への応用例
- ■ 血中濃度解析例　　■ その他

>> **報告対象薬物名**
ベンジルペニシリンカリウム（注射用ペニシリンGカリウム20万単位）

>> **患者基本情報**
年齢：21歳　　性別：男性　　身長：167cm　　体重：45.2kg
主疾患：感染性心内膜炎
報告薬物の対象疾患：ベンジルペニシリンカリウム（PCG）
腎機能：正常（検査値　Scr＝0.82　BUN＝10.4）
肝機能：正常（検査値　GOT/GPT＝30/32　WBC＝8,900/μL）
特記機能：なし（検査値　CRP＝7.53mg/dL）
栄養：✓ 食事が主　　■ 点滴・TPNが主　　■ 経管栄養が主　　■ その他
受診：入院

>> **TDMの主目的**
- ■ 投与量や投与間隔の設定やチェック　　✓ 効果判定のため
- ■ 服薬状況のチェック　　　　　　　　　■ 副作用のチェック
- ■ 服薬方法・投与方法の検討や変更（剤形含む）　　■ その他

>> **測定法／測定システム（試薬）**
HPLC

TDM実施時までの患者の状態・経緯

発熱を認め，臨床検査値（WBC，CRP）も高値であり，心エコー上，大動脈弁弁輪，僧帽弁に疣贅が認められ感染性心内膜炎と診断された。起因菌出現後（α-Streptococcus　MIC＜0.06）が検出後，バンコマイシンからPCG

500万単位×6回が投与された。

血中濃度測定

》投与スケジュール
- ☐ 初期投与量設計時のスケジュール
- ☑ 維持投与量時のスケジュール
- ☐ 既に長期服用中のスケジュール

》内容
PCG投与後，確認で採血を行ったところ投与開始後2.2時間値；7.52μg/mL，投与直前値；0.43μg/mLであった。

》採血時間
投与後2.2時間値，投与直前値

》測定結果
2.2時間値；7.52μg/mL，投与直前値；0.43μg/mL

》解析結果
トラフ濃度が0.43μg/mLと目標血中濃度の0.6μg/mL～1.2μg/mLに到達していない。用量は添付文書の最高用量であるため，トラフ濃度を上げるには持続静脈投与に切り替えることを考慮した。

》測定・解析結果についての医師へのコメントと内容
- ☐ 行っていない　☐ 口頭で行った　☑ 文書で行った

現在の投与量では，十分な血中濃度を維持できていない。そのため，持続静脈投与に切り替える方がいいと提案。

TDMによる投与スケジュールの変更と内容

- ☐ しない　☑ した

1日量は変えずに，間歇投与（1時間点滴）から持続静脈投与（1日3,000万単位）に切り替える。

TDM実施後の患者の状態・経緯

持続静脈投与に切り替え後，再度確認で血中濃度測定を行ったところ，20.47μg/mLと十分な血中濃度を維持できていた。炎症所見も低下し，疣贅の縮小が認められ大動脈弁置換術を施行することができた。

TDMの実施や結果についての患者説明と内容

☑ しない　☐ した

薬物速度論パラメータ推定法・血中濃度推移・検査値推移等

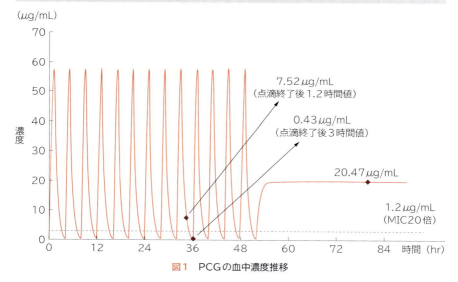

図1　PCGの血中濃度推移

解析に使用した方法・速度論式・ソフト

Runge-Kutta-Gill法

報告症例で苦労した点・疑問点と内容／この症例で学ぶべきポイント

　PCGは溶解後の安定性が悪いため，持続静脈切り替え後も4時間置きに溶液を調製した。

　PCGの目標血中濃度は，十分な根拠はないものの，トラフ濃度をMICの10倍～20倍に維持すると言われている[1]。本症例では，PCGに対するα-StreptococcusのMIC≦0.06以下であったため，目標血中濃度は0.6μg/mL～1.2μg/mLに血中濃度を維持する必要があると考えられた。目標血中濃度等に過去の経験から通常の投与方法でも十分にこの濃度には到達すると思われた。PCGは腎排泄型の薬剤であることから，本症例のように年齢も若く腎機能が正常な患者においては通常の分割投与では到達しない可能性も考えられる。そのような患者には持続静脈投与も考慮すべきであると思われた。な

お，ペニシリンの持続静脈投与についてはAHAのガイドラインでも推奨[2]されており，加えて血中濃度からも副作用が出現すると言われている，$100\mu g/mL$以下[3]であるため適切な投与方法であったと思われる。

表1 PCGの溶解後の安定性

溶解液	保存条件	調製直後（%）	6時間後（%）	9時間後（%）	24時間後（%）
生理食塩液	5℃	100	100.7	100.2	99.3
	25℃	100	97.0	95.2	45.9
5%ブドウ糖注射液	5℃	100	100.5	100.6	99.7
	25℃	100	96.5	95.2	52.5
ソリタT1号	5℃	100	99.7	99.9	98.2
	25℃	100	97.5	95.8	74.3

〔注射用ペニシリンGカリウム20万単位 インタビューフォームより（2013.6）〕

参考文献

1) 貝瀬昌昭 他：細菌性心内膜炎治療におけるPenicillin GカリウムとCefazolinの薬動力学的解析．臨床薬理，10(4)：553-554, 1979
2) Baddour LM, et al.：Infective endocarditis: diagnosis, antimicrobial therapy, and management of complications: a statement for healthcare professionals from the Committee on Rheumatic Fever, Endocarditis, and Kawasaki Disease, Council on Cardiovascular Disease in the Young, and the Councils on Clinical Cardiology, Stroke, and Cardiovascular Surgery and Anesthesia, American Heart Association: endorsed by the Infectious Diseases Society of America. Circulation, 111(23)：e394-434, 2005
3) Wickerts CJ, et al.：Combined carbon haemoperfusion and haemodialysis in treatment of penicillin intoxication. Br Med J, 280(6226)：1254-1255, 1980

MEMO

小児てんかん患者におけるExcelを用いたバルプロ酸ナトリウムの血中濃度推定と服薬・採血時間の改善

KEYWORDS 小児，Excelによる血中濃度推移，臨床判断支援

齊藤 順平，長谷川 彩薫，高山 寿里
国立成育医療研究センター薬剤部

TDMの目的と患者基本情報

≫報告事例内容
- ☐ 初期投与設計例
- ☐ 中毒例（解析・処置例など）
- ☑ 維持投与設計例
- ☐ 服薬指導・病棟活動への応用例
- ☐ 血中濃度解析例
- ☑ その他（TDMに伴う服用時間に対する介入）

≫報告対象薬物名
バルプロ酸ナトリウム（デパケン細粒，エピレナートシロップ）

≫患者基本情報
年齢：2歳　　性別：男性　　身長：84cm　　体重：11.3kg
主疾患：てんかん　　合併症：なし
報告薬物の対象疾患：てんかん
主併用薬剤：ジアゼパム〔意識減損時，頓用（月2回程度）〕
腎機能：正常（検査値　Scr = 0.26　BUN = 13.6）
肝機能：正常（検査値　GOT/GPT = 33/18）
栄養：☑ 食事が主　　☐ 点滴・TPNが主　　☐ 経管栄養が主　　☐ その他
受診：外来

≫TDMの主目的
- ☑ 投与量や投与間隔の設定やチェック
- ☐ 効果判定のため
- ☐ 服薬状況のチェック
- ☐ 副作用のチェック
- ☑ 服薬方法・投与方法の検討や変更（剤形含む）
- ☐ その他

≫測定法／測定システム（試薬）
HEIA

TDM実施時までの患者の状態・経緯

【既往歴】
　1歳6カ月：有熱時痙攣重積により救急受診し，ミダゾラムおよびホスフェニトイン投与．また髄膜炎疑いに対しセフォタキシム，バンコマイシンで加

療後退院。
【現病歴】
　day 1〜8：痙攣重積にて救急受診，入院。ミダゾラム，ホスフェニトイン，セフォタキシム，ビタミンカクテル（VitB1，VitB6，レボカルニチン）実施。無熱時痙攣のため，バルプロ酸ナトリウム10mg/kg予防内服開始。
　day 9〜：外来フォロー。バルプロ酸ナトリウム用量調節。
　day 129〜130：痙攣重積にて救急受診，ICU入室。ミダゾラム，ホスフェニトイン，フェノバルビタール投与。てんかんと診断。
　day 131：外来フォロー。バルプロ酸ナトリウム用量調節。
【コンサルトの経緯】
　バルプロ酸ナトリウムの血中濃度70〜80μg/mLに向け増量中。
　day 129に発作あり（血中濃度40.18μg/mL）。50mg/kgまで増量後，day 154の血中濃度139.92μg/mL。45mg/kgまで減量し経過観察。
　児は保育園に通園していることから，服用直後の眠気を防止するために，1日1回夕食後の内服を基本としていた。
【コンサルト内容】
1. 目標血中濃度まで上がらない。
2. 急激な血中濃度上昇。

血中濃度測定

》》投与スケジュール
- ■ 初期投与量設計時のスケジュール
- ■ 維持投与量時のスケジュール
- ✓ 既に長期服用中のスケジュール

》》内容
　バルプロ酸ナトリウムとジアゼパムの2剤のみでコントロール

day 8	デパケン細粒　10mg/kg　1×夕食後/ダイアップ0.5mg/kg（意識減衰時頓用）	
day 38	デパケン細粒　20mg/kg　1×夕食後	
day 59	デパケン細粒　25mg/kg　1×夕食後	
day 66（9/19）	デパケン細粒　35mg/kg　1×夕食後	
day 80（10/3）	デパケン細粒　35mg/kg　1×夕食後	
day 108	デパケン細粒　35mg/kg　1×夕食後	
day 129（11/21）	デパケンシロップ　45mg/kg　1×夕食後	

day 136　　　　　エピレナートシロップ　50mg/kg　2×朝夕食後
　　day 154（12/16）エピレナートシロップ　45mg/kg　2×朝夕食後
　　day 164（12/26）エピレナートシロップ　45mg/kg　2×朝夕食後
　　day 185　　　　　エピレナートシロップ　45mg/kg　2×朝夕食後/ダイアップ　0.5mg/kg（意識減衰時頓用）
　　day 235　　　　　エピレナートシロップ　45mg/kg　2×朝夕食後/ダイアップ　0.5mg/kg（意識減衰時頓用）
　　day 286　　　　　エピレナートシロップ　40mg/kg　2×朝夕食後

≫ 採血時間
　①day 24（12:00）
　②day 38（12:30）
　③day 51（14:00）
　④day 66（14:00）
　⑤day 80（13:00）
　⑥day 108（12:00）
　⑦day 129（14:00）
　⑧day 136（12:00）
　⑨day 154（11:00）
　⑩day 164（14:00）
　⑪day 185（13:00）
　⑫day 235（13:00）
　⑬day 286（13:00）

≫ 測定結果
　①14.02（μg/mL）
　②24.55
　③35.86
　④28.76
　⑤46.18
　⑥49.07
　⑦40.18
　⑧48.65
　⑨139.92
　⑩85.79
　⑪93.25

⑫109.20
⑬97.37

>>> **解析結果**

　day 154医師コンサルト後，「症例提供者からの追加情報・コメント等」に記載した解析を行った。

>>> **測定・解析結果についての医師へのコメントと内容**

　　■ 行っていない　　■ 口頭で行った　　☑ 文書で行った
1. VPA血中濃度推移のシミュレーション
2. 服用時間と採血時間を加味した推定値の算出と評価
3. 服用時間に関する服薬指導

>>> **医師とのディスカッションと内容**

　　■ していない　　☑ した

【その後の経過】

　12/26 (day 154) の血中濃度は，服用時間が遅くなったことによる上昇であることを処方医に説明。また服用時間7:00，19:00をできるだけ守るよう患児家族に指導すること，検査時間を統一することで合意。

TDMによる投与スケジュールの変更と内容

　☑ しない　　■ した

TDM実施後の患者の状態・経緯

　Day 154以降は服用時間を設定し，朝7:15，夕18:30（食後15分後）に服用。採血は12:20～13:00。服用5時間後のVPA血中濃度として90μg/mL前後を推移（図1参照）。推定通りの血中濃度維持ができている。

　現在は，意識減損状態に対し，頓用でジアゼパム（ダイアップ坐剤）でコントロールしている（月2回程度）。その他，明らかな痙攣のエピソードはなく，脳波検査にも異常なし。Day 235にVPAによる副作用と思われる血小板減少を認めたが特に重大な副作用はなく，40mg/kg/dayでフォロー。今後，血中濃度が適正にもかかわらず，コントロールが不安定な場合は，他薬の追加を行う予定。

TDMの実施や結果についての患者説明と内容

　■ しない　　☑ した

　今服用しているお薬は，服用後一定時間経過後の血中濃度を測定して，薬

の効果を判断しているので、(トラフ値に限る必要はないが) 内服時間を決めて飲んでもらうことを説明した。

薬物速度論パラメータ推定法・血中濃度推移・検査値推移等

【血中濃度推定のパラメータの設定と考察】
〔ガイドラインの薬物動態パラメータ[1]〕⇒〔患者背景に類似した文献値[2,3]をもとに、既存の結果に近似するよう連続的に変動〕

$Vd/F = 0.254 (L/kg) \Rightarrow 0.329 (L/kg)$

$Ka = 1.92 (1/hr) \Rightarrow 2.522 (1/hr)$

$Ke = 0.0682 (1/hr) \Rightarrow 0.0650 (1/hr)$

吸収速度定数 (Ka) は、インタビューフォーム等で報告される誤差範囲内の値で (CV% = 120)、VPAトラフ値変動への影響は小さかった。また消失速度定数 (Ke) は報告されている小児のパラメータ〔単剤投与 $Ke = 0.0734 - 0.00251 \times$ 年齢 (1/hr)、多剤併用 $Ke = 0.0934 - 0.00319 \times$ 年齢 (1/hr)〕や、成人の報告においてもCV% = 21.8であり、最大でも0.02程度と想定される。Keが0.02変動した時のトラフ値変動は最大で約230%。同様にVdのCV%は31.2でトラフ値変動は最大約180%であり、KeとVdの個体間変動を正確に予測することが求められる。

ガイドラインのパラメータは「小児」とされているものの、12歳未満という非常に大きな年齢幅をもっていると考えられ、体内水分量(率)や脂肪量(率)の異なる新生児、乳児、幼児を同様に扱うことは、生理学的に不適当であることは想像に難くない。実際、体重あたりのVPA分布容積は、ほぼ細胞外液量に相当する[4]ことから、必然的に低年齢層で大きくなる(成人<小児<乳児<新生児)。

そこで小児患者を母集団としてBayes推定[2]およびNONMEMを用いて算出したパラメータ[3]を基礎値とした。予測値の改善は、Vdによる影響が大きいと考えられる。

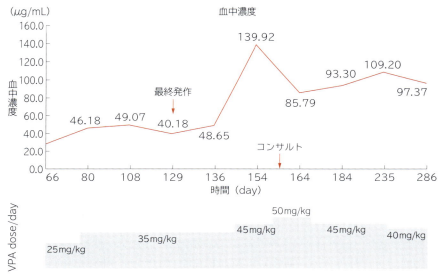

図1 コンサルト前後のVPA血中濃度推移

解析に使用した方法・速度論式・ソフト

Microsoft Excel

報告症例で苦労した点・疑問点と内容／この症例で学ぶべきポイント

【血中濃度解析】

　小児において報告されているパラメータは，解析ソフト内の母集団パラメータ以外にもNONMEMおよびPBPK-modelによる推定など多数の研究報告がある。モデル内の共変量は併用薬剤の有無，体重，年齢のみであったが，それらのパラメータやモデルをそのまま引用して推定を行っても良好な推定値は得られなかった。今回，患児の背景に近い動態パラメータを文献より収集し，さらに生理学的な考察を加え推定を行った。Microsoft Excelを用いて描かせた血中濃度曲線を見ながら，ka，ke，Vdを既報の範囲内で変動させ，該当する採血時間の実測値と近似するパラメータを導出した。

　母集団パラメータ以外のパラメータを外挿して推定することは，Easy-TDMなどの無料解析ソフトでも可能であり，既報の情報を参照して推定，診療情報に供することができると考えられる。

【解析結果の照会と医師および患者家族への服薬指導】

　てんかんコントロールの是非は，血中濃度維持による適正な薬剤の使用に

より初めて行える。服用している薬剤が患児に対して効果があるか否かは，有効血中濃度を維持したうえで判断する必要があり，服用時間については患児家族に，採血時間については医師に提案を行い，是正を行うことが重要である。また推定した血中濃度解析結果を医師に説明し，現行の状態や測定結果が安定しない要因についてグラフ等を用いて説明することで，服用・採血時間の重要性を説明することができた。

症例提供者からの追加情報・コメント等

【Simulation-1】
　ガイドラインの薬物動態パラメータを用いた推定[1]
　　Vd/F = 0.254 (L/kg)
　　Ka = 1.92 (1/hr)
　　Ke = 0.0682 (1/hr)
　　※F = 1.0（添付文書より。細粒，シロップともに1.0に固定）
1-compartment modelでMicrosoft Excelを用いて血中濃度曲線を描いた。

$$Cp = \frac{Fd \cdot Dose\,(mg)}{Vd} \cdot \frac{K_a - K_e}{K_a} \left[\exp(-k_e \cdot t) - \exp(-k_a \cdot t)\right]$$

【実測値と推定値の比較（定常状態を仮定）】

服用開始日	9/12〜	9/19〜			11/21〜	11/28〜	12/16〜
投与量・方法	250mg 1×	350mg 1×			450mg 1×	500mg 2×	450mg 2×
採血時間	2014/9/19 14:00	2014/10/3 13:00	2014/10/31 12:00	2014/11/21 14:00	2014/11/28 12:00	2014/12/16 11:00	2014/12/26 14:00
実測値	28.8	46.2	49.1	40.2	48.7	139.9	85.8
推定値	30.7	49.2	52.7	46.0	67.8	123.0	90.2

注）推定値は，採血時点における服用後時間を加味して算出したもの（Trough値ではない）。

【Simulation-2】
　Vd，Ka，Keは文献値[2,3]をもとに，既存の測定結果に近似するよう連続的に変動させて求めた（1-compartment model）。
　　Vd/F = 0.329 (L/kg)
　　Ka = 2.522 (1/hr)
　　Ke = 0.0650 (1/hr)

　1-compartment modelでMicrosoft Excelを用いて血中濃度曲線を描いた（Simulation-1と同様）。

【実測値と推定値の比較(定常状態を仮定)】

服用開始日	9/12〜	9/19〜				11/21〜	11/28〜	12/16〜
投与量・方法	250mg 1×	350mg 1×				450mg 1×	500mg 2×	450mg 2×
採血時間	2014/9/19 14:00	2014/10/3 13:00	2014/10/31 12:00	2014/11/21 14:00		2014/11/28 12:00	2014/12/16 11:00	2014/12/26 14:00
実測値	28.8	46.2	49.1	40.2		48.7	139.9	85.8
推定値	28.7	45.8	48.9	40.2		48.4	113.9	87.7

■ 参考文献

1) 日本病院薬剤師会学術第3小委員会(1985〜1988)活動報告
2) Jiang DC, et al.:Population pharmacokinetics of valproate in Chinese children with epilepsy. Acta Pharmacol Sin, 28(10):1677-1684, 2007
3) Jiang DC, et al.:Population pharmacokinetic model of valproate and prediction of valproate serum concentrations in children with epilepsy. Acta Pharmacol Sin, 25(12):1576-1583, 2004
4) Zaccara G, et al.:Clinical pharmacokinetics of valproic acid--1988. Clin Pharmacokinet, 15(6):367-389, 1988

MEMO

妊娠中に深部静脈血栓症を発症し，APTTモニタリング下に未分画ヘパリン皮下注射を導入した症例

KEYWORDS 深部静脈血栓症，妊娠，ヘパリン皮下注射

鈴木 駿介，岡本 剛，小坂 好男
東京女子医科大学八千代医療センター薬剤部
山田 雄一郎，春田 昭二
同循環器内科
正岡 直樹
同産婦人科

TDMの目的と患者基本情報

≫報告事例内容
- ☑ 初期投与設計例
- ☐ 中毒例（解析・処置例など）
- ☐ 維持投与設計例
- ☐ 服薬指導・病棟活動への応用例
- ☐ 血中濃度解析例
- ☐ その他

≫報告対象薬物名
未分画ヘパリン（ヘパリンカルシウム皮下注シリンジ）

≫患者基本情報
年齢：35歳　　性別：女性　　身長：158cm　　体重：63.7kg
主疾患：深部静脈血栓症　　合併症：妊娠，プロテインS欠乏症
報告薬物の対象疾患：静脈血栓症
主併用薬剤：なし
腎機能：正常（検査値　Scr＝0.42　BUN＝3.9　CLcr＝171）
肝機能：正常（検査値　GOT/GPT＝11/15　Hb＝13.0g/dL　Plt＝25.5万/μL）
特記機能：〔活性型トロンボプラスチン時間（APTT：activated partial thromboplastin time）測定値 31.7/コントロール値 29.0秒　APTT比 1.09　D-dimer＝0.51μg/mL　プロテインS活性＝38%（正常60〜150%）〕
栄養：☑ 食事が主　　☐ 点滴・TPNが主　　☐ 経管栄養が主　　☐ その他
受診：外来

≫TDMの主目的
- ☑ 投与量や投与間隔の設定やチェック
- ☑ 効果判定のため
- ☐ 服薬状況のチェック
- ☐ 副作用のチェック
- ☐ 服薬方法・投与方法の検討や変更（剤形含む）
- ☐ その他

TDM実施時までの患者の状態・経緯

　妊娠12週にエコー検査で下腿の静脈に血栓を認めた。呼吸状態は良好で，肺塞栓の合併はなかった。プロテインS活性低下の血栓素因があった。深部静脈血栓症の治療，血栓塞栓症の予防目的で抗凝固療法の適応と判断した。まずヘパリン5,000単位をワンショット静注した。催奇形性の問題からワルファリンを使用できず，自己注射による未分画ヘパリンの皮下投与を開始した。肺血栓塞栓症および深部静脈血栓症の診断，治療，予防に関するガイドライン[1]に従い，効果指標は投与6時間後のAPTTとし，APTT比が1.5〜2.5倍を目標に投与量を調整した。

血中濃度測定

投与スケジュール
- ☐ 初期投与量設計時のスケジュール
- ☑ 維持投与量時のスケジュール
- ☐ 既に長期服用中のスケジュール

内容

　ヘパリンカルシウム7,500単位 皮下注射6時，18時〔持続静注の場合，欧米では高用量が推奨されているが，日本では初回5,000単位静注後，10,000から15,000単位を24時間で投与し，APTT比が1.5から2.5倍になるように用量調整する[1]とされている。今回は持続静注相当量として15,000単位/日を念頭におき，不明のバイオアベイラビリティ分だけ増量する。用量設定を考え，皮下投与では7,500単位 1日2回を初期投与量とした〕。

採血時間
12時採血

測定結果
APTT

26 妊娠中に深部静脈血栓症を発症し，APTTモニタリング下に未分画ヘパリン皮下注射を導入した症例

》解析結果

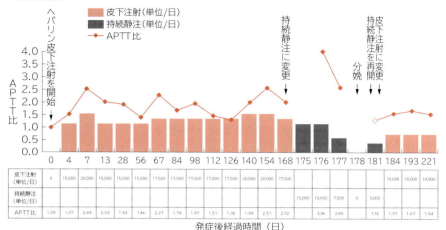

図1　ヘパリン使用量とAPTT比の推移

》測定・解析結果についての医師へのコメントと内容
☑ 行っていない　☐ 口頭で行った　☐ 文書で行った

》医師とのディスカッションと内容
☐ していない　☑ した

患者の生活時間と診療時間・採血時間を考慮し，6時・18時の投与，12時採血とした。

TDMによる投与スケジュールの変更と内容

☐ しない　☑ した

APTT比が1.5～2.5倍になるように投与量を調整した（図1）。

ヘパリンの抗凝固活性のモニタリングはAPTT比，抗Xa活性でモニタリングできる。抗Xa活性を用いたヘパリン濃度の治療域は0.3～0.7単位/mLとされ，標準的な状態では両者は相関関係にあり，より安価で迅速な結果が得られるAPTT比 1.5～2.5を代用の治療域とすることができる。しかし，APTT測定系の標準化ができておらず，投与量が過小になる危険性を防止するため，APTT比 2.0～3.5を推奨する報告もある[2,3]。

TDM実施後の患者の状態・経緯

ヘパリン使用中は出血，薬剤性肝障害，ヘパリン起因性血小板減少症

（HIT：heparin-induced thrombocytopenia）の合併に留意し，APTT以外にもヘモグロビン，GOT（AST），GPT（ALT），血小板数，D-dimerなどの指標を採血時にモニタリングした。分娩が切迫した際には直ちに投与を中止できるように，分娩前に皮下注射から持続静注に変更した。この際バイオアベイラビリティを考慮して持続静注量を換算することになる。本例の皮下投与時のバイオアベイラビリティを0.38（「薬物速度論パラメータ推定法・血中濃度推移・検査値推移等」に記載）とすると，直近の皮下投与時の使用量 17,500単位/日から，静注時の必要量は6,650単位/日となる。しかし，一般的には少ない用量と考えられ，投与経路が異なるとはいえ，急な投与量の減量リスクも高いと考えられたため，皮下投与時の20,000〜17,500単位より減量した15,000単位を便宜的な静注量に設定し，APTTを再検して調整する方針とした。結果的に過量であったため減量した。

　分娩後は出血リスクにも重点をおいて考える必要があり，出血の問題がない時点から少量で早期から再開した。産褥期も抗凝固療法の継続が必要であるが，退院後も自宅で継続できる方法が望ましいが，プロテインS低下作用があるワルファリンを使用すると，プロテインS低下の要因が先天性か妊娠に伴う後天性かの鑑別ができなくなるため，妊娠で低下したプロテインS低下が戻るまで，ヘパリン皮下投与で抗凝固療法を継続することとした。分娩後の変化によりヘパリンの薬力学的特徴が効果増強に働くことが考えられるため，分娩前よりも直近のヘパリン量を参考にすることが優先される。本例は5,000単位/日の持続静注で，バイオアベイラビリティを0.4とすると，12,500単位/日皮下注が相当量になる。ヘパリンの効果増強傾向にあること，薬剤の投与単位が5,000単位/管であることを考え，分娩後の投与初期量を10,000単位/日に設定し，APTTが治療域に入っていることを確認した。プロテインS活性を測定後にワルファリン内服に移行し，プロテインS活性が正常化したことを確認した。分娩後は骨粗鬆症の発症に留意した。

TDMの実施や結果についての患者説明と内容

☐ しない　　☑ した

　皮下投与後から採血までの時間が毎回一定になるように，定時で行っていただくこと，定時を過ぎてしまった際には申告していただくことを説明した。

薬物速度論パラメータ推定法・血中濃度推移・検査値推移等

〈未分画ヘパリンの薬物動態的特徴〉

26 妊娠中に深部静脈血栓症を発症し，APTTモニタリング下に未分画ヘパリン皮下注射を導入した症例

ヘパリンは高分子のため，胎盤透過性がない。経口投与はできず，静脈注射，皮下注射が主な投与方法となる。皮下投与におけるバイオアベイラビリティは10〜90％と幅広く，投与量に応じて増加することがある。皮下投与時のピーク濃度は2〜4時間，APTTの最大値は4〜6時間後に観察される。血栓症では蛋白結合率が上昇する。肝臓での代謝，消失が主な経路で，飽和性があり，クリアランスは投与量に応じて低下する。薬物動態は単純なコンパートメントモデルでは説明できない側面がある。APTT比が2日以上にわたり1.5倍を下回った場合には静脈血栓塞栓症が再発しやすいとされている。ヘパリン投与量や抗凝固能は個体間変動が大きい。妊娠女性ではクリアランスの変化は指摘されていないが，凝固因子の生理学的変化などの要因により，高用量が必要と考えられている。分娩後は必要量が減少する[4]。

〈バイオアベイラビリティの推定〉

添付文書からヘパリン皮下投与のバイオアベイラビリティを推定した。ここではAPTTではなく，抗Xa活性が使用されているため，これを用いて計算した。ヘパリンカルシウム皮下注の添付文書[5]では，健常男性に5,000単位（投与量sc）を単回皮下投与後の血漿中抗Xa活性時間曲線下面積（AUAC 24 hr sc）671.5±606.67（mU×hr/mL）とされている（図2A）。一方でヘパリンナトリウムの添付文書[6]では，健常男性に 50単位/kgを3時間で持続静注後に 0.35±0.09 U/mLに達したと記載されている。ヘパリンナトリウム塩，カルシウム塩の違いを考えず，体重60 kg，3時間後には定常状態になっていたものと仮定すると，同一条件で24時間持続投与時の血漿中抗Xa活性時間曲線下面積（AUAC 24 hr iv）(0.35±0.09)×1,000×24＝8,400±2,400（mU×hr/mL）となり，24時間投与量（投与量iv）は50×60/3×24＝24,000単位と計算される。

以上からバイオアベイラビリティ＝(AUAC 24 hr sc×Dose iv)/(AUAC 24 hr iv×Dose sc)＝(672×24,000)/(8,400×5,000)＝0.38と計算できる（図2B）。ここで，ばらつきを考えるとAUAC 24 hr ivの変動係数は29％に対してAUAC 24 hr scは90％と大きく，皮下投与時の濃度は個体間変動が大きいことになる。変動が大きいAUAC 24 hr scの変動だけ考慮することにすると，バイオアベイラビリティ＝0.38±0.34 となる。±2標準偏差を考えるとバイオアベイラビリティは0〜1までの全範囲をとりえることになる。つまり，ヘパリン投与下のAPTTは個体間変動が大きく，個別化する必要があり，症例の実測値で補正しながら個別化した投与計画を立てることが重要と考えられる。

本例の皮下投与6時間後のAPTT比が皮下投与時のAPTT推移の平均的な

値で，APTT比が抗Xa活性を用いた濃度に相関すると仮定した場合（APTT比＝k×抗Xa活性＋1，kは比例定数）のバイオアベイラビリティを計算した。17,500単位/日皮下投与時のAPTT比2.02，15,000単位/日持続静注時にAPTT比3.96を用いて，バイオアベイラビリティ＝（（2.02−1）×15,000）/（（3.96−1）×17,500）＝0.30と計算された（図2C, 2D）。

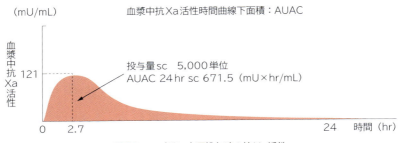

図2A　ヘパリン皮下投与時の抗Xa活性

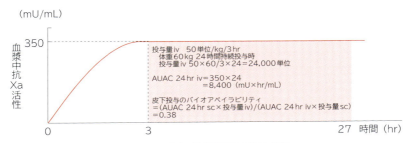

図2B　ヘパリン持続静注時の抗Xa活性

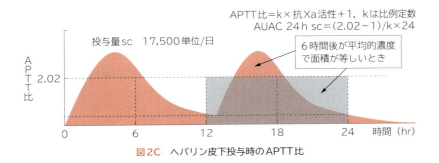

図2C　ヘパリン皮下投与時のAPTT比

26 妊娠中に深部静脈血栓症を発症し，APTTモニタリング下に未分画ヘパリン皮下注射を導入した症例

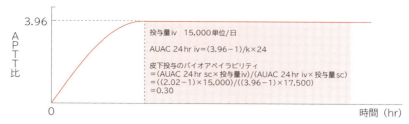

図2D　ヘパリン持続静注時のAPTT比

報告症例で苦労した点・疑問点と内容／この症例で学ぶべきポイント

分布相が終了する時期の判断，皮下投与時のバイオアベイラビリティの推定が困難であった。

①初期投与において，分布終了後は維持投与量に移行することになり，当初は治療域であってもその後に解離してくる可能性があり，短期間で観察する必要があった。

②分娩前に皮下注射から持続静注に移行した際に，本例のバイオアベイラビリティを0.7程度で換算したが，分娩前は0.3程度と低かったものと考えられた。バイオアベイラビリティは個体間変動が大きいことから，背景を踏まえてAPTTを実測し，最適化する必要がある。

症例提供者からの追加情報・コメント等

プロテインS欠乏が先天的な要因の場合は今後も継続的な抗凝固療法の継続が必要であるが，可逆的な後天的要因による初回の血栓症では3カ月間の抗凝固療法後に中止することが可能となる[1]ため，両者の鑑別は重要である。

【その他の点】

自己注射の開始に伴い，アルコール綿での消毒，薬液の分注，皮下注射，注射針の廃棄，手技によるAPTTの変動を除外するため手技の練習が必要で，生理食塩水を用いて練習をした。比較的大量の製剤が短期間で急に必要となり，産褥期後に不要となるため，薬剤の在庫管理を確認する必要があった。ヘパリンカルシウムの皮下注製剤は薬価収載が5,000単位，20,000単位のみであり，自己注射での用量の調節は困難である。本例では別の注射筒に採取し，自己注射したため手技が複雑となった。本例から，より簡便に微調整できるヘパリンカルシウム皮下注製剤が必要と考えられた。

表1 ヘパリンの投与経過と測定値

経過(日)	皮下投与後から採血までの時間	皮下注射(単位/日)	持続静注(単位/日)	投与方法	APTT比	D-dimer (μg/mL)	Hb (g/dL)	Plt (万/μL)	Protein S 活性(%)	コメント
0		0			1.09	0.51	13.0	25.5	38	初診，外来でヘパリンを開始
4	5:36	15,000		分2皮下注射	1.57	<0.50	12.0	21.2		20,000単位に増量
7	5:27	20,000			2.49					15,000単位に減量
13	5:22	15,000			2.03	0.54	13.3	24.3		
28	5:38	15,000			1.93	0.59	12.7	23.7		
56	5:20	15,000			1.46	0.73	11.7	26.5		17,500単位に増量
67	5:24	17,500			2.27		11.6	24.4		
84	7:23	17,500			1.74	0.66	11.2	28.8		
98	6:15	17,500			1.97	0.53	10.8	28.6		
112	6:07	17,500			1.51					
126	5:57	17,500			1.36	0.85	11.9	28.6		20,000単位に増量
140	6:19	20,000			1.99	0.73	11.7	33.7		
154	6:08	20,000			2.51	0.79	11.0	30.7		17,500単位に減量
168	6:01	17,500			2.02		11.3	33.7		
175			15,000	持続静注						入院後は持続静注に変更
176			15,000		3.96	0.75	11.5	32.3		7,500単位に減量
177			7,500		2.69					5,000単位に減量
178			0	中止						帝王切開
181			7,500	持続静注	1.32		11.0	32.8		7時間後から5,000単位持続静注で再開
184		10,000		分2皮下注射	1.57		10.5	31.0		皮下注射に変更し退院
193	4:36	10,000			1.67	1.34	11.2	33.9	50	プロテインS活性の改善を確認
221		10,000			1.54	1.01	9.6	20.7	64	ワルファリン内服に移行
348		0								ワルファリン内服を終了
424		0							94	プロテインS活性の正常化を確認

参考文献

1) 2008年度合同研究班報告：肺血栓塞栓症および深部静脈血栓症の診断，治療，予防に関するガイドライン（2009年改訂版）
2) Eikelboom JW, et al.：Monitoring unfractionated heparin with the aPTT：time for a fresh look. Thromb Haemost, 96(5)：547-552, 2006
3) Bates SM, et al.：Use of a fixed activated partial thromboplastin time ratio to establish a therapeutic range for unfractionated heparin. Arch Intern Med, 161(3)：385-391, 2001
4) 篠崎公一 他 監訳：薬物動態学と薬力学の臨床応用 TDMの正しい理解のために．メディカル・サイエンス・インターナショナル，2009
5) ヘパリンカルシウム皮下注5千単位/0.2mLシリンジ「モチダ」添付文書（第4版），2011年12月
6) ノボ・ヘパリン注5千単位/5mL，1万単位/10mL添付文書（第11版），2013年1月

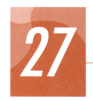

27 血液透析患者におけるバンコマイシン投与設計

KEYWORDS　バンコマイシン，血液透析，初回負荷投与

杉本 悠花
光晴会病院薬剤科

TDMの目的と患者基本情報

》》報告事例内容
- ☑ 初期投与設計例
- ☐ 中毒例（解析・処置例など）
- ☐ 維持投与設計例
- ☐ 服薬指導・病棟活動への応用例
- ☐ 血中濃度解析例
- ☐ その他

》》報告対象薬物名
バンコマイシン（点滴静注用バンコマイシン0.5「MEEK」）

》》患者基本情報
年齢：76歳　　性別：女性　　身長：140.9cm　　体重：38kg
主疾患：気管支肺炎，胸水　　合併症：末期腎不全（血液透析），慢性心不全
報告薬物の対象疾患：肺炎
主併用薬剤：シプロキサン錠
腎機能：異常（検査値　Scr = 7.17　BUN = 67.8　CLcr = 4.0）
肝機能：正常（検査値　GOT/GPT = 20/17）
栄養：☑ 食事が主　　☐ 点滴・TPNが主　　☐ 経管栄養が主　　☐ その他
受診：入院

》》TDMの主目的
- ☑ 投与量や投与間隔の設定やチェック
- ☐ 効果判定のため
- ☐ 服薬状況のチェック
- ☐ 副作用のチェック
- ☐ 服薬方法・投与方法の検討や変更（剤形含む）
- ☐ その他

》》測定法／測定システム（試薬）
EMIT

TDM実施時までの患者の状態・経緯

外来HD終了前より38℃の発熱，胸部CTにて胸水貯留と気管支周囲炎症像あり。気管支肺炎と診断され入院加療となる。スルバクタムナトリウム・アンピシリンナトリウム（SBT・ABPC）1.5g×1/dayを使用するもCRP高

値と効果なく，メロペネム（MEPM）0.5g×1/dayへ変更。1週間MEPMを使用するが炎症反応高値が続き，痰培養よりMRSA検出。バンコマイシン（VCM）投与とシプロキサン錠200mg内服へ変更となる。

血中濃度測定

≫投与スケジュール
- ☑ 初期投与量設計時のスケジュール
- ☐ 維持投与量時のスケジュール
- ☐ 既に長期服用中のスケジュール

≫内容
ガイドラインにおける初回負荷投与20～25mg/kg（実測体重），維持量7.5～10mg/kgをもとに，初回負荷投与量…VCM 900mg×1（23.4mg/kg），維持量…VCM 350mg×1 透析日のみに透析後に投与（9.2mg/kg）と初期投与量設計を行った。

≫採血時間
10/20（月）HD前

≫測定結果
VCM 10.4μg/mL

≫測定・解析結果についての医師へのコメントと内容
☐ 行っていない　☐ 口頭で行った　☑ 文書で行った

トラフ値が低めであるため維持量の増量を推奨した。

≫医師とのディスカッションと内容
☐ していない　☑ した

CRP減少あり，効果があるため投与継続。増量するため血中濃度の確認を再度行う。

TDMによる投与スケジュールの変更と内容

☐ しない　☑ した

10/20（月）透析前のトラフ値10.4μg/mLとやや低いため，次回透析の10/22（水）より維持量を増量し，VCM 500mg×1（13.2mg/kg）透析後のみに投与を行う。血中濃度の確認は10/29（水）透析前に行い，トラフ値 19.4μg/mLとなる。

27 血液透析患者におけるバンコマイシン投与設計

TDM実施後の患者の状態・経緯

10/19まででシプロキサン錠内服終了。CRPは減少し10/24にCRP 2.86を確認し退院となる。退院後は，外来透析終了後にVCMを3日（透析日のみ）実施し終了となる。

TDMの実施や結果についての患者説明と内容

☑ しない　■ した

薬物速度論パラメータ推定法・血中濃度推移・検査値推移等

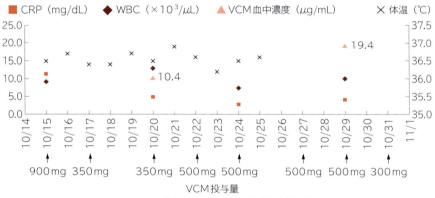

図1　VCM投与スケジュールと臨床検査値の推移

	10月15日 水	10月16日 木	10月17日 金	10月18日 土	10月19日 日	10月20日 月	10月21日 火	10月22日 水	10月23日 木	10月24日 金	10月25日 土	10月26日 日	10月27日 月	10月28日 火	10月29日 水	10月30日 木	10月31日 金
	day 1	day 2	day 3	day 4	day 5	day 6	day 7	day 8	day 9	day 10	day 11	day 12	day 13	day 14	day 15	day 16	day 17
	HD		HD			HD		HD		HD			HD		HD		HD
投与量	900		350			350		500		500			500		500		300
血中濃度						10.4									19.4		
WBC	9.23					12.99				7.40					10.13		
CRP	11.42					4.94				2.86					4.22		
体温	36.5	36.7	36.4	36.4	36.7	36.5	36.9	36.6	36.2	36.5	36.6						

報告症例で苦労した点・疑問点と内容／この症例で学ぶべきポイント

目標トラフ値（VCM 15～20μg/mL）に到達するよう初回負荷投与を行ったが，測定値はやや低く維持量の増量を行った。

十分な初回負荷投与にて目標トラフ値に早期に到達させることが必要だ。トラフ実測値が予測と異なる場合もあるため適宜TDMを行うことが求められる。

症例提供者からの追加情報・コメント等

VCMを初期投与設計した血液透析患者について他3症例の検討を行った。

3症例ともにガイドラインによる初回負荷投与量20〜25 mg/kg，維持量7.5〜10 mg/kgを満たす投与設計であり，有効なトラフ値および検査値改善を得られた。症例②では初回負荷投与日から維持量投与開始日までの間隔が近く，目標トラフ値に早期に到達した。

①男性：66歳，体重：64kg
対象疾患：発熱
初回：1,500 mg（23.4 mg/kg），維持量：500 mg（7.8 mg/kg）

	day 1	day 2	day 3	day 4	day 5	day 6	day 7
	HD		HD		HD		HD
投与量 (mg)	1,500		500		500		500
血中濃度 (μg/mL)							13.3
WBC ($\times 10^3/\mu$L)	9.10		7.57				5.83
CRP (mg/dL)	8.89		4.77				1.6
体温 (℃)	38.4	38.4	37.8	37.5	37.4	36.8	37.6

②男性：71歳，体重：62.4kg
対象疾患：大動脈弁置換術後，炎症高値
初回：1,250 mg（20.0 mg/kg），維持量：500 mg（8.0 mg/kg）

	day 1	day 2	day 3	day 4	day 5	day 6	day 7	day 8	day 9	day 10	day 11
		HD		HD			HD		HD		HD
投与量 (mg)	1,250	500		500			500		500		
血中濃度 (μg/mL)				14.6							
WBC ($\times 10^3/\mu$L)	8.07	9.32		9.44			10.08		8.70		5.94
CRP (mg/dL)	16.66	11.68		9.86			7.58		8.02		5.39
体温 (℃)	37.3	38.6	37.4	37.5	36.6	37.3	37.7	37.1	36.9	36.7	37.8

③男性：78歳，体重：61.2kg
対象疾患：大動脈弁置換術後，喀痰よりMRSA検出
初回：1,500 mg（20.4 mg/kg），維持量：500 mg（8.2 mg/kg）

	day 1	day 2	day 3	day 4	day 5	day 6	day 7	day 8	day 9	day 10	day 11	day 12
	HD		HD		HD			HD		HD		HD
投与量 (mg)	1,250		500		500			500		500		500
血中濃度 (μg/mL)								10.9				
WBC ($\times 10^3/\mu$L)	5.39		4.27			8.35		4.89		4.17		3.90
CRP (mg/dL)	14.18		7.67			12.1		8.75		5.72		4.46
体温 (℃)	36.6	36.3	36.7	36.9	37.3	37.1	37.6	36.8	36.6	36.6	36.6	36.6

参考文献

1) 日本化学療法学会抗菌薬TDMガイドライン作成委員会，日本TDM学会TDMガイドライン策定委員会—抗菌薬領域— 編：抗菌薬TDMガイドライン，日本化学療法学会，2012

シクロスポリンによって腎障害を来した症例

KEYWORDS　シクロスポリン，生体腎移植

伊藤 友美，萩原 真生，岩澤 瞳，松浦 克彦
愛知医科大学病院薬剤部

TDMの目的と患者基本情報

≫報告事例内容
- ☐ 初期投与設計例
- ☑ 維持投与設計例
- ☐ 血中濃度解析例
- ☐ 中毒例（解析・処置例など）
- ☐ 服薬指導・病棟活動への応用例
- ☐ その他

≫報告対象薬物名
シクロスポリン（ネオーラル）

≫患者基本情報
年齢：69歳　　性別：男性　　身長：175cm　　体重：67kg
主疾患：慢性腎不全
報告薬物の対象疾患：生体腎移植後における拒絶反応の抑制
主併用薬剤：ミコフェノール酸モフェチル，エベロリムス，プレドニゾロン
腎機能：異常（検査値　Scr = 4.84　BUN = 59.1　CLcr = 13.7）
肝機能：正常（検査値　GOT/GPT = 23/24）
栄養：☑食事が主　　☐点滴・TPNが主　　☐経管栄養が主　　☐その他
受診：入院

≫TDMの主目的
- ☑ 投与量や投与間隔の設定やチェック
- ☐ 服薬状況のチェック
- ☑ 服薬方法・投与方法の検討や変更（剤形含む）
- ☐ 効果判定のため
- ☐ 副作用のチェック
- ☐ その他

≫測定法／測定システム（試薬）
HEIA/Cobas

TDM実施時までの患者の状態・経緯

　夫婦間生体腎移植施行目的にて当院へ入院。術前3日前から免疫抑制療法を開始し，術後，血清クレアチニン値は1.91 mg/dLまで低下を認めたが，シクロスポリン（CyA）の濃度上昇に伴い血清クレアチニン値（Scr）は上昇

を認めた（併用薬はフロセミド10mg 分1，エナラプリル 10mg 分1，フェブキソスタット 20mg 分1，ファモチジン 10mg 分1，炭酸水素ナトリウム 2g 分2）。

血中濃度測定

投与スケジュール
- ☐ 初期投与量設計時のスケジュール
- ☑ 維持投与量時のスケジュール
- ☐ 既に長期服用中のスケジュール

内容
手術3日前から500mg 分2でCyAとミコフェノール酸モフェチルの投与を開始し，手術後にはエベロリムスの投与を開始した（目標血中濃度：トラフ値 150～250ng/mL，C_2値 1,000～1,200ng/mL，AUC_{0-4} 3,000～3,500ng×h/mL）。

採血時間
CyA投与開始後，3，6，10，11，13，18，19，20，21，22日目に血中トラフ濃度（C_0）を測定（経口投与から13時間後）。

CyA投与開始後，7，12，14日目にC_0-C_4を測定。

測定結果
図1，図2を参照。

解析結果
7日目のC_0-C_4採血の結果，C_0とAUCともに指標域よりも高いことが明らかになった（図2を参照）。（各種薬物動態パラメータの算出にはWinNonlinを使用）

測定・解析結果についての医師へのコメントと内容
☑ 行っていない　☐ 口頭で行った　☐ 文書で行った

医師とのディスカッションと内容
☑ していない　☐ した

TDMによる投与スケジュールの変更と内容

☐ しない　☑ した

CyAの投与開始後，C_0-C_4採血を行い，トラフ値（C_0）とAUCが高値を示したことと，尿量の若干の低下（血清クレアチニンの上昇を伴う）を認めたため，投与量を減量した。薬物動態解析の結果，クリアランスが平均よりも

低いことが明らかとなったため,投与量を減らした〔CyA 450mg 分2(6日目)→340mg 分2(8日目)→220mg 分2(10日目)→200mg 分2(13日目)〕。

TDM実施後の患者の状態・経緯

　術後,CyAの血液中濃度の上昇に伴いScrの上昇を認めたが,CyAの減量投与によって改善を認めた。また,免疫抑制薬による肝,胆道酵素〔GOT(AST)/GPT(ALT)〕の上昇を認めたが,改善して退院となる。

TDMの実施や結果についての患者説明と内容

☑ しない　☐ した

薬物速度論パラメータ推定法・血中濃度推移・検査値推移等

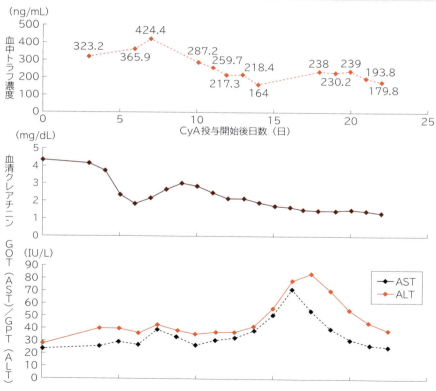

図1　CyA血中トラフ濃度と各種検査値の経時的変化

解析に使用した方法・速度論式・ソフト

WinNonlin

報告症例で苦労した点・疑問点と内容／この症例で学ぶべきポイント

　CyAの血中濃度に伴い，腎機能の低下を認めたが，血中濃度の上昇の原因は不明である．また，移植後の免疫抑制療法では併用薬が多いため，当初は薬物相互作用を疑ったが，CyAの血中濃度を上昇させるような併用薬は使用しておらず，原因は特定できなかった．

　CyAが原因と考えられる腎障害が認められたために，投与量の調節を行った．AUCの算出等詳細なCyAの薬物動態を検討することによって副作用防止および血中濃度のコントロールが可能となった．

症例提供者からの追加情報・コメント等

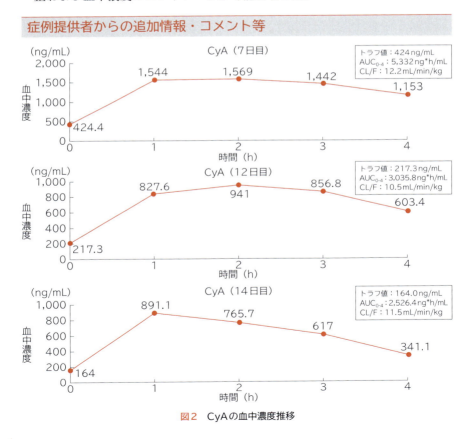

図2　CyAの血中濃度推移

参考文献

1) 日本TDM学会,日本移植学会 編:免疫抑制薬TDM標準化ガイドライン2014［臓器移植編］,金原出版, 2014

MEMO

29 エベロリムスによる間質性肺炎の誘発が疑われた症例

KEYWORDS　エベロリムス，生体腎移植

伊藤 友美，萩原 真生，岩澤 瞳，松浦 克彦
愛知医科大学病院薬剤部

TDMの目的と患者基本情報

≫報告事例内容
- ☐ 初期投与設計例
- ☐ 中毒例（解析・処置例など）
- ☑ 維持投与設計例
- ☐ 服薬指導・病棟活動への応用例
- ☐ 血中濃度解析例
- ☐ その他

≫報告対象薬物名
エベロリムス（サーティカン）

≫患者基本情報
年齢：57歳　　性別：男性　　身長：165 cm　　体重：60.2 kg
主疾患：慢性腎不全
報告薬物の対象疾患：生体腎移植後における拒絶反応の抑制
主併用薬剤：ミコフェノール酸モフェチル，シクロスポリン
腎機能：異常（検査値　Scr=1.54　BUN=26.4　CLcr=45）
肝機能：正常（検査値　GOT/GPT=21/13）
特記機能：異常（検査値　KL-6=3,455）
栄養：☑食事が主　　☐点滴・TPNが主　　☐経管栄養が主　　☐その他
受診：入院

≫TDMの主目的
- ☑ 投与量や投与間隔の設定やチェック
- ☐ 効果判定のため
- ☐ 服薬状況のチェック
- ☐ 副作用のチェック
- ☑ 服薬方法・投与方法の検討や変更（剤形含む）
- ☐ その他

≫測定法／測定システム（試薬）
ラテックス免疫比濁法／ナノピア

TDM実施時までの患者の状態・経緯

生体腎移植後，外来で経過観察中（術後約8カ月）の患者。定期検査のCTにて両肺野に間質影を認め，原因精査のために当院へ入院〔入院時の内

服薬は，シクロスポリン（CyA）100 mg 分2，エベロリムス（EVR）1.5 mg 分2，ミコフェノール酸モフェチル（MMF）500 mg/250 mg］。なお，定期検査時の呼吸状態は安定しており，症状は認められなかった。

血中濃度測定

投与スケジュール
- ☐ 初期投与量設計時のスケジュール
- ☑ 維持投与量時のスケジュール
- ☐ 既に長期服用中のスケジュール

内容
手術前からCyAとMMFへの投与を開始し，手術後にはEVRの投与を開始し，外来にて定期的に血中濃度を確認しながら投与量の調節をしていた（EVR 目標血中濃度：トラフ値 3～8 ng/mL）。

採血時間
入院1日目にEVRの血中トラフ濃度（C_0）を測定（経口投与から13時間後）。

入院後，6日目にC_0-C_4を測定。

測定結果
入院1日目のEVRトラフ濃度は6.4 ng/mL，6日目の血中濃度は図1を参照（同時期のCyAトラフ濃度：74.2 ng/mL，MPAトラフ濃度：0.64 μg/mL）。

解析結果
入院時のEVRは指標域内に入っていた。入院6日目のC_0-C_4採血の結果，クリアランスは平均値と大差を認めなかった（図1を参照）。（各種薬物動態パラメータの算出にはWinNonlinを使用）

測定・解析結果についての医師へのコメントと内容
- ☑ 行っていない　☐ 口頭で行った　☐ 文書で行った

医師とのディスカッションと内容
- ☑ していない　☐ した

TDMによる投与スケジュールの変更と内容

☐ しない　☑ した

EVRによる薬剤性間質性肺炎が疑われたため，入院後5日目にEVRの投与量を減量（1.5 mg 分2→1.0 mg 分2）し，間質性肺炎の悪化の有無を確認することにした。

TDM実施後の患者の状態・経緯

　免疫抑制下における感染（間質性肺炎），薬剤性間質性肺炎等炎症の精査目的にてBAL施行したが，気管支の炎症性変化は認められず，培養結果などから感染も否定的であった。患者に症状は認められておらず，EVRの投与量を減量し退院（経過観察）となった。その後，肺野の陰影は著変を認めなかったが，検査から約2カ月後のEVRの投与は中止となる。

TDMの実施や結果についての患者説明と内容

☑ しない　　☐ した

薬物速度論パラメータ推定法・血中濃度推移・検査値推移等

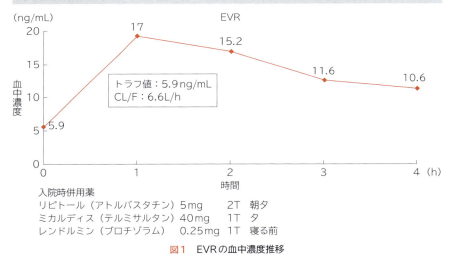

入院時併用薬
　リピトール（アトルバスタチン）5mg　　2T　朝夕
　ミカルディス（テルミサルタン）40mg　　1T　夕
　レンドルミン（ブロチゾラム）0.25mg　　1T　寝る前

図1　EVRの血中濃度推移

解析に使用した方法・速度論式・ソフト

　WinNonlin

報告症例で苦労した点・疑問点と内容／この症例で学ぶべきポイント

　両肺野に間質影を認め，原因検索の結果，炎症反応の上昇を認めず（培養検査も陰性），KL-6値が上昇を認めた。EVRが原因と考えられる薬剤性間質性肺炎が疑われたため，その後の投与量の調節・継続の判断に難渋した（原因の特定は困難であり，結果的にはMMFの休薬をしたが，CT，検査値

の改善は認められず，EVR減量→休薬後改善を認めた）．

　EVRが原因と考えられる薬剤性間質性肺炎が疑われたため，EVRの血中濃度を確認し，薬物動態パラメータの確認を行った．パラメータおよび血中濃度に異常は認められなかったが，EVRの投与量を減量することにより，間質性肺炎の悪化が防止できた．

症例提供者からの追加情報・コメント等

【入院時のCT画像とX線】

　入院時のCT検査とX線の結果：両側区域性に間質影を認めた．

　両肺に斑状のすりガラス影が散見される．間質性肺炎として矛盾なし．なお縦隔や肺門に明らかに腫大したリンパ節は指摘できず，胸水も認めない．

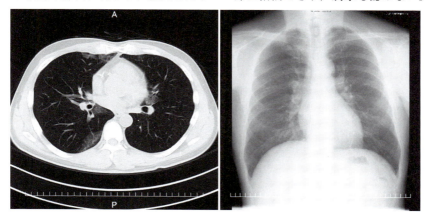

参考文献
1) 日本TDM学会，日本移植学会 編：免疫抑制薬TDM標準化ガイドライン2014［臓器移植編］，金原出版，2014

ミコフェノール酸モフェチル投与によって骨髄抑制を来した症例

KEYWORDS　ミコフェノール酸モフェチル，生体腎移植

岩澤 瞳，萩原 真生，伊藤 友美，松浦 克彦
愛知医科大学病院薬剤部

TDMの目的と患者基本情報

≫ 報告事例内容
- ☐ 初期投与設計例
- ☐ 中毒例（解析・処置例など）
- ☑ 維持投与設計例
- ☐ 服薬指導・病棟活動への応用例
- ☐ 血中濃度解析例
- ☐ その他

≫ 報告対象薬物名
ミコフェノール酸モフェチル（セルセプト）

≫ 患者基本情報
年齢：62歳　性別：女性　身長：157.8cm　体重：45.7kg
主疾患：慢性腎不全
報告薬物の対象疾患：生体腎移植後における拒絶反応の抑制
主併用薬剤：タクロリムス，プレドニゾロン，リツキシマブ
腎機能：異常（検査値　Scr＝5.4　BUN＝76.9　CLcr＝14.6）
肝機能：正常（検査値　GOT/GPT＝32/34）
栄養：☑ 食事が主　☐ 点滴・TPNが主　☐ 経管栄養が主　☐ その他
受診：入院

≫ TDMの主目的
- ☑ 投与量や投与間隔の設定やチェック
- ☐ 効果判定のため
- ☐ 服薬状況のチェック
- ☐ 副作用のチェック
- ☑ 服薬方法・投与方法の検討や変更（剤形含む）
- ☐ その他

≫ 測定法／測定システム（試薬）
Enzyme-mimicking assay/Cobas

TDM実施時までの患者の状態・経緯

　夫婦間生体腎移植施行目的にて当院へ入院。手術2週間前からリツキシマブ（初期導入量：200mg）とミコフェノール酸モフェチル（MMF）にて免疫抑制を開始した（1,500mg 分2）。ミコフェノール酸（MPA）の血中トラ

30 ミコフェノール酸モフェチル投与によって骨髄抑制を来した症例

フ濃度が高値（12.14μg/mL）を認めた（MMF投与開始から下痢は認めず，MMFの血中濃度を上昇させるような併用薬も使用していなかった）（併用薬：テルミサルタン20mg 分1，アロプリノール100mg 分1，ベニジピン4mg 分1，アルファカルシドール0.5μg 分1，ファモチジン10mg 分1）。

血中濃度測定

》投与スケジュール
- ☐ 初期投与量設計時のスケジュール
- ☑ 維持投与量時のスケジュール
- ☐ 既に長期服用中のスケジュール

》内容
手術2週間前から1,500mg 分2でMMFの投与を開始した。
目標血中濃度はAUC$_{0-12}$：30〜60μg×h/mL，トラフ濃度は1〜3μg/mL

》採血時間
MMF投与開始後，8，11日目に血中トラフ濃度（C$_0$）を測定（経口投与から13時間後）。

》測定結果
8日目のMMF C$_0$は12.14μg/mL，11日目のC$_0$は17.49μg/mL。

》解析結果
MMFの血中トラフ濃度は目標値を大きく上回っていた。

》測定・解析結果についての医師へのコメントと内容
- ☑ 行っていない ☐ 口頭で行った ☐ 文書で行った

》医師とのディスカッションと内容
- ☑ していない ☐ した

TDMによる投与スケジュールの変更と内容
- ☐ しない ☑ した

MMFの投与量を減量した（1,500mg→1,000mg 分2）が，MMFのC$_0$は17.49μg/mLと高値を示し，白血球（WBC），ヘモグロビン（Hb）と血小板（PLT）の低下（MPA：17.49↑，WBC：5,900↓，Hb：7.6↓，PLT：142,000↓）を認めたため，いったん休薬となった。

TDM実施後の患者の状態・経緯

MMFの休薬後，血中濃度の低下を認めた。手術後にMMFを再開し，骨

髄抑制の他に下痢を新たに認めたため，薬剤のTDMを行いながら適宜減量とG-CSF製剤を使用した。手術後MMFとタクロリムスともに18，21，25日目に5点採血を行い，投与量の厳重な管理を行った（骨髄抑制・下痢は徐々に改善）。

TDMの実施や結果についての患者説明と内容

☑ しない　☐ した

薬物速度論パラメータ推定法・血中濃度推移・検査値推移等

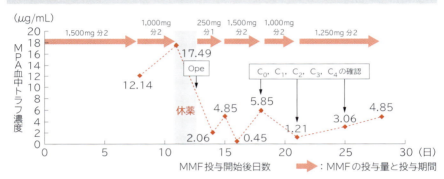

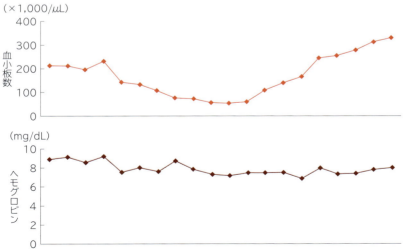

図1　MPA血中トラフ濃度と各種検査値の経時的変化

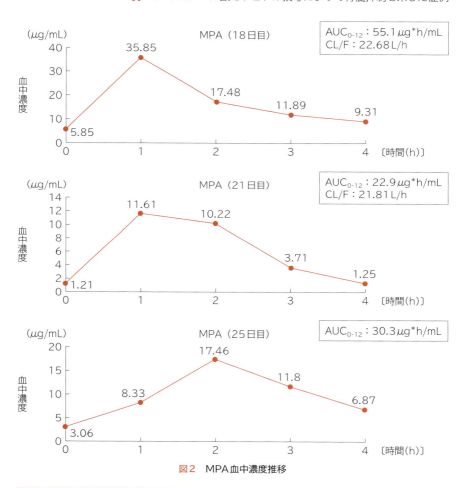

図2　MPA血中濃度推移

解析に使用した方法・速度論式・ソフト

　　WinNonlin

報告症例で苦労した点・疑問点と内容／この症例で学ぶべきポイント

　MMFの血中濃度に伴い，副作用を認めたが，血中濃度の上昇の原因は不明である．また，移植後の免疫抑制療法では併用薬が多いため，当初は薬物相互作用を疑ったが，MMFの血中濃度を上昇させるような併用薬は使用しておらず，原因は特定できなかった．

　ミコフェノール酸の血中濃度の異常高値を認め，かつMMFによる副作用

（疑い）が認められたために，休薬した．その後，MMFの投与を再開し，MMFの用量調節と血中濃度を測定し，薬物動態パラメータを求めたところ，クリアランスが平均よりも低いことが明らかになった（図2参照）．その後も血中濃度をモニタリングしながら投与量の調節を行うことによって副作用が回避（軽減）できた．

症例提供者からの追加情報・コメント等

経過

入院

		1月13日	1月14日	1月15日	1月16日	1月17日	1月18日	1月19日	1月20日	1月21日	1月22日	1月23日	1月24日	1月25日	1月26日
		day-14	day-13	day-12	day-11	day-10	day-9	day-8	day-7	day-6	day-5	day-4	day-3	day-2	day-1
MMF投与日数 (day)		1	2	3	4	5	6	7	8	9	10	11	12	13	14
MMF dose (mg)		750/750	750/750	750/750	750/750	750/750	750/750	750/750	750/500	500/500	500/500	500/0	0/0	0/0	0/250
Tac dose (mg)													4.5/4.5	4.5/4.5	4.5/5
PLD (mg)		10	10	10	10	10	10	10	10	10	10	10	10	10	10
MMF conc (mcg/mL)	Trough							12.14				17.49			2.06
	C1														
	C2														
	C3														
	C4														
Tac conc (mcg/mL)	Trough														8.7
	C1														
	C2														
	C3														
	C4														

Ope ～ 退院

	1月27日	1月28日	1月29日	1月30日	1月31日	2月1日	2月2日	2月3日	2月4日	2月5日	2月6日	2月7日	2月8日	2月9日	2月10日
	day-0	day-1	day-2	day-3	day-4	day-5	day-6	day-7	day-8	day-9	day-10	day-11	day-12	day-13	day-14
MMF投与日数 (day)	15	16	17	18	19	20	21	22	23	24	25	26	27	28	29
MMF dose (mg)	250/0	0/1,250	1,250/1,250	1,250/0	500/250	500/250	500/500	750/500	750/500	750/500	750/500	750/500	750/500	750/500	500/500
Tac dose (mg)	5/0	0/5	5/6	6/6	6/6	6/6	5/5	5/5	5/5	5/5	5/5	5/5	5/5	5/5	5/5
PLD (mg)	0	0	50	40	30	20	15	15	15	15	15	15	15	10	10
MMF conc (mcg/mL)	4.85	0.45		5.85			1.21				3.06			4.85	
				35.85			11.61				8.33				
				17.48			10.22				17.46				
				11.89			3.71				11.8				
				9.31			1.25				6.87				
Tac conc (mcg/mL)	9.9	7.3	6.2	8			9.4			9.8	9.4			10.4	9.9
				45.6			55.2				31.5				
				34			37.2				43.7				
				24.4			33.2				27.2				
				18.3			22.1				20.7				

参考文献

1) 日本TDM学会，日本移植学会 編：免疫抑制薬TDM標準化ガイドライン2014 [臓器移植編]，金原出版，2014

31 ボリコナゾール中毒を疑いTDMを実施した症例

KEYWORDS ボリコナゾール, poor metabolizer

浦上 宗治
佐賀大学医学部附属病院感染制御部

TDMの目的と患者基本情報

≫ 報告事例内容
- ☐ 初期投与設計例
- ☑ 中毒例（解析・処置例など）
- ☐ 維持投与設計例
- ☐ 服薬指導・病棟活動への応用例
- ☐ 血中濃度解析例
- ☐ その他

≫ 報告対象薬物名
ボリコナゾール（ブイフェンド錠）

≫ 患者基本情報
年齢：67歳　　性別：男性　　身長：—cm　　体重：50kg
主疾患：肺アスペルギルス症/アスペルギローマ　　合併症：—
報告薬物の対象疾患：肺アスペルギルス症/アスペルギローマ
主併用薬剤：注射用ビタミンB_{12}（胃全摘の既往）
腎機能：正常（検査値　Scr＝0.7　BUN＝14　CLcr＝72）
肝機能：正常（検査値　GOT/GPT＝14/8）
栄養：☑ 食事が主　　☐ 点滴・TPNが主　　☐ 経管栄養が主　　☐ その他
受診：入院

≫ TDMの主目的
- ☑ 投与量や投与間隔の設定やチェック
- ☐ 効果判定のため
- ☐ 服薬状況のチェック
- ☐ 副作用のチェック
- ☐ 服薬方法・投与方法の検討や変更（剤形含む）
- ☑ その他（中毒域の除外のため）

≫ 測定法／測定システム（試薬）
HPLC

TDM実施時までの患者の状態・経緯

47歳で肺結核の既往。61歳で肺アスペルギルス症と診断され，ミカファンギン，イトラコナゾール（OS）製剤，アムホテリシンBの局注などで治

療されたが治癒に至らず、またボリコナゾール（VRCZ）も使用されたが副作用（詳細不明）が出現し中断となった既往がある。その際、手術適応はないと診断されたため経過観察となっていた。今回アスペルギローマの進行によりVRCZで治療することとなるも、副作用の既往があるため入院で経過を見ながら慎重に投与することとなった。

投与2日目「夜の点滴が終わってからトイレに行ったら明かりが異常に黄色かった」と投与時間と相関する視覚異常を自覚。

投与3日目「あの薬（VRCZのこと）は覚せい剤が入っているのですか？中国の兵隊が行進したり、お姫様が空から降りてきたり…」と幻覚が出現。

投与4日目VRCZの中毒域の可能性があると判断して、主治医にTDMを提案した。同日の生化学検査でGOT（AST）67、GPT（ALT）47で肝障害と随時血糖58で低血糖も出現していた。

血中濃度測定

》投与スケジュール
☑ 初期投与量設計時のスケジュール
☐ 維持投与量時のスケジュール
☐ 既に長期服用中のスケジュール

》内容
初日：300 mg（6 mg/kg）q12h、（600 mg/day）
2日目以降：200 mg（4 mg/kg）q12h、（400 mg/day）

》採血時間
投与4日目
投与直前

》測定結果
8.60 μ/mL（肺アスペルギルス症の治療域は下限を2 μ/mL、上限を5 μ/mLに設定しており、中毒域である）

》解析結果
中毒域かつ幻覚、肝障害、血糖異常といった複数にわたるVRCZの副反応と思われる症状を認めたため、100 mg q12hに減量を提案。

》測定・解析結果についての医師へのコメントと内容
☐ 行っていない　　☐ 口頭で行った　　☑ 文書で行った

中毒域にあるため、視覚異常、幻覚、肝障害、低血糖はVRCZの副反応である可能性が高い。よって100 mg q12h（200 mg/day）への減量を提案。

》》医師とのディスカッションと内容

☐ していない　☑ した

　Poor metabolizerを疑うケースでは本来は他剤を考慮すべきである。しかし本症例は既にVRCZ以外の薬剤が無効であった既往があり，可能な限りVRCZの継続が望まれたケースであった。

TDMによる投与スケジュールの変更と内容

☐ しない　☑ した

　TDMにより中毒が判明したため，100 mg q12 h（200 mg/day）に減量。

TDM実施後の患者の状態・経緯

　100 mg q12 hに減量後に幻覚と低血糖は改善し，VRCZの投与が継続可能となった。減量以降，アスペルギローマの悪化はないものの画像所見の消失には長期間を要すると思われた。

TDMの実施や結果についての患者説明と内容

☑ しない　☐ した

報告症例で苦労した点・疑問点と内容／この症例で学ぶべきポイント

　本症例はpoor metabolizerの可能性が十分にあると思われたが，確定的な遺伝子検査はできていない。

　VRCZの代謝酵素であるCYP2C19には遺伝子多型が存在し，日本人では約19%がpoor metabolizerと言われている。第Ⅰ相試験ではpoor metabolizerでVRCZ血中濃度が高値となることが報告されている。本患者は血中濃度が非常に高値であり，poor metabolizerの可能性が十分にあると思われる。また，本症例では幻覚，肝障害，血糖異常といったVRCZの副反応と思われる症状を複数呈しており，中毒状態が疑わしかった。以上より，VRCZによる副作用を複数認めた場合は，poor metabolizerの可能性を考慮して早期に中毒域除外のためのTDMを実施すべきである。

症例提供者からの追加情報・コメント等

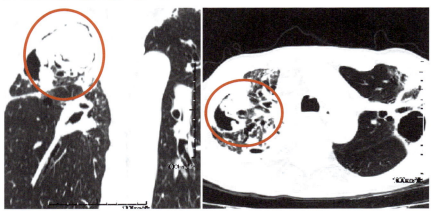

胸部単純CT（左：冠状断，右：横断）
右上葉に空洞形成があり，内部には菌球による結節影を認めるアスペルギローマのair crescent sign
に典型的な画像所見である

参考文献
1) Burke A., M.D. Cunha（Editor）：Antibiotic Essentials 2014, p714-716, Jaypee Brothers Medical Pub, 2014

MEMO

32 ARCの病態におけるバンコマイシンのTDM

KEYWORDS　ARC

浦上 宗治
佐賀大学医学部附属病院感染制御部

TDMの目的と患者基本情報

》》報告事例内容
- ☑ 初期投与設計例
- ☐ 中毒例（解析・処置例など）
- ☐ 維持投与設計例
- ☐ 服薬指導・病棟活動への応用例
- ☐ 血中濃度解析例
- ☐ その他

》》報告対象薬物名
バンコマイシン（バンコマイシン0.5 g「サワイ」）

》》患者基本情報
年齢：41歳　　性別：男性　　身長：165 cm　　体重：62 kg
主疾患：外傷　　合併症：なし
報告薬物の対象疾患：眼内炎，髄膜炎のエンピリックセラピー
主併用薬剤：セフタジジム
腎機能：正常（検査値　Scr＝0.77　BUN＝13.1　CLcr＝111）
肝機能：正常（検査値　GOT/GPT＝20/22）
栄養：☑ 食事が主　　☐ 点滴・TPNが主　　☐ 経管栄養が主　　☐ その他
受診：入院

》》TDMの主目的
- ☐ 投与量や投与間隔の設定やチェック
- ☑ 効果判定のため
- ☐ 服薬状況のチェック
- ☑ 副作用のチェック
- ☐ 服薬方法・投与方法の検討や変更（剤形含む）
- ☐ その他

》》測定法／測定システム（試薬）
FPIA/TDXFLX

TDM実施時までの患者の状態・経緯

　他人のサーフボードが顔面に当たり受傷し，ドクターヘリにて当院救急搬送。頭部CTにて左眼球破裂・鼻篩骨骨折，右眼窩底骨折，頭蓋底骨折に多発骨折が判明し，緊急で脳神経外科によるスパイナルドレナージ術が施行さ

れた。術中に髄液漏を認めた。

術後眼内炎と髄膜炎に対する初期治療（エンピリックセラピー）としてバンコマイシンとセフタジジムが投与された。バンコマイシンの投与量は，腎機能が正常であるため米国コンセンサスレビューに記載のある1回15〜20mg/kgを8時間ごとに準じて1g（1時間で点滴）×3（8時間ごと）で開始された。

血中濃度測定

≫投与スケジュール

- ✓ 初期投与量設計時のスケジュール
- ◻ 維持投与量時のスケジュール
- ◻ 既に長期服用中のスケジュール

≫内容

本症例の感染臓器は眼内と髄液内であり，目標trough値はhigh targetである15〜20μ/mLとした。

≫採血時間

3日目，trough

≫測定結果

2.2μ/mL

≫解析結果

眼内炎と髄膜炎はtrough値≧15μg/mLを要する感染症であり，投与量は明らかに不足している。抗菌薬TDMガイドラインに記載されているバンコマイシン投与量の上限（4g/day）に従い，1g×4（6時間ごと）に増量を提案。

≫測定・解析結果についての医師へのコメントと内容

- ◻ 行っていない　✓ 口頭で行った　◻ 文書で行った

髄膜炎と眼内炎の治療としては明らかに過少投与となっています。1g×4（6時間ごと）に増量をご検討ください。

≫医師とのディスカッションと内容

- ◻ していない　✓ した

Trough値が明らかに低値であることに加えて，中枢神経感染症と眼内炎はバンコマイシンの移行性が不良な臓器であるために，4g/dayまで増量しても十分量でない可能性がある。その際は組織移行性に優れるリネゾリドが代替薬となり得る。

TDMによる投与スケジュールの変更と内容

☐ しない　☑ した

投与3日目から1g×4に増量。

TDM実施後の患者の状態・経緯

バンコマイシンは合計7日間投与し，眼内炎や髄膜炎を呈していないと除外診断されたため投与終了となった。副作用は認めなかった。

TDMの実施や結果についての患者説明と内容

☑ しない　☐ した

薬物速度論パラメータ推定法・血中濃度推移・検査値推移等

60歳未満若年の外傷，脳外科手術といったaugmented renal clearance（ARC）の因子を有する患者である（文献）。ARCに加えて腎臓に基礎疾患を有さないことから，バンコマイシンの腎排泄亢進が想定される。1g×3（8時間ごと）の初期投与で明らかにtroughは低値であったため，ベイズ法によるパラメータ推定など行わず抗菌薬TDMガイドラインに記載されているバンコマイシン投与量の上限（4g/day）に準じて，1g×4（6時間ごと）に増量を提案した。

【ARCとは】

ARCとは全身性炎症反応症候群（systemic inflammatory response syndrome：SIRS）やsepsisの炎症性反応，カテコラミン投与や大量の輸液投与による腎血流量の増加によって腎クリアランスが亢進する現象である。ARCを呈する患者因子としては若年者（60歳未満）や妊婦が報告されており，病態因子としてはsepsis，外傷，外科手術，血液がん，熱傷などが報告されている。

報告症例で苦労した点・疑問点と内容／この症例で学ぶべきポイント

ARCの症例でtrough≧15μ/mLを達成することは困難であるため，1g×4への増量ではなく臓器移行性に優れ，血中濃度が腎機能に依存しないリネゾリドを検討すべきであったかもしれない。

ARCの因子を有する救急領域の患者では初期投与計画から積極的に高用

量投与を検討し，投与量不足を評価するためのTDMを早期に行って投与計画を評価する必要がある。もし治療域への到達が困難な病態がある場合は，他の抗MRSA薬への変更も検討すべきである。

症例提供者からの追加情報・コメント等

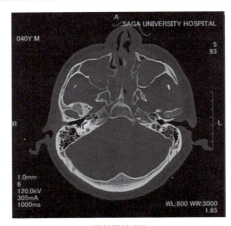

頭部単純CT
前頭骨・篩骨・上顎洞，鼻骨など多発骨折を認めている

参考文献

1) Roberts JA, et al.：How to optimise antimicrobial prescriptions in the Intensive Care Unit：principles of individualised dosing using pharmacokinetics and pharmacodynamics. Int J Antimicrob Agents, 39(3)：187-192, 2012
2) Udy AA, et al.：Implications of augmented renal clearance in critically ill patients. Nat Rev Nephrol, 7(9)：539-543, 2011

MEMO

33 透析患者におけるフェニトインのTDM

KEYWORDS　フェニトイン，透析患者，遊離型濃度

岡本 剛, 小坂 好男, 小林 恵美子
東京女子医科大学八千代医療センター薬剤部

TDMの目的と患者基本情報

≫ 報告事例内容

- ☐ 初期投与設計例
- ☐ 中毒例（解析・処置例など）
- ☑ 維持投与設計例
- ☐ 服薬指導・病棟活動への応用例
- ☐ 血中濃度解析例
- ☐ その他

≫ 報告対象薬物名

フェニトイン（PHT）（アレビアチン錠）

≫ 患者基本情報

年齢：62歳　　性別：男性　　身長：158cm　　体重：88kg
主疾患：慢性腎不全（週3回透析）　　合併症：てんかん，2型糖尿病，緑内障
報告薬物の対象疾患：てんかん
主併用薬剤：【内服】

　カルバマゼピン（CBZ）　　400mg/分2　朝夕食後
　ゾニサミド（ZNS）　　　　200mg/分2　朝夕食後
　ニコランジル，葉酸，ピタバスタチンカルシウム，エパルレスタット，炭酸カルシウム，ランソプラゾールナトリウム，レボチロキシンナトリウム，炭酸ランタン，ゾルピデム酒石酸塩，センノシド
　エピナスチン塩酸塩→第21病日にオロパタジン塩酸塩へ
　リナグリプチン→第13病日にビルダグリプチンへ
　【注射】
　バンコマイシン塩酸塩（VCM）　第1病日から第15病日まで
　テイコプラニン（TEIC）　第16病日400mg×2，第17病日400mg×1，第18病日400mg×1，第19〜21病日80mg×1，第22病日400mg（添付文書の10≧Ccrの投与方法に準じた）

腎機能：異常（検査値　Scr=9.93　BUN=76.4）
肝機能：正常（検査値　GOT/GPT=12/14）
栄養：☑食事が主　　☐点滴・TPNが主　　☐経管栄養が主　　☐その他

受診：入院
》》**TDMの主目的**
- ☑ 投与量や投与間隔の設定やチェック
- ☐ 服薬状況のチェック
- ☐ 服薬方法・投与方法の検討や変更（剤形含む）
- ☐ 効果判定のため
- ☐ 副作用のチェック
- ☐ その他

》》**測定法／測定システム（試薬）**
CLIA/ARCHITECT

TDM実施時までの患者の状態・経緯

背部痛と悪寒を主訴に当院救急外来を受診し，緊急入院となった。入院後VCMの点滴を開始した。以前よりてんかんに対してPHT 400mg/分2 朝夕食後，CBZ 400mg/分2 朝夕食後，ZNS 200mg/分2 朝夕食後で内服しており同量継続した。2カ月前のかかりつけ病院での透析前血中濃度は総PHT濃度：8.8μg/mL，CBZ：4μg/mL，ZNS：3.4μg/mLであった。第17病日の測定結果は総PHT：3.2μg/mL，CBZ：6.3μg/mLであった。ZNSは低値を維持していたため測定しなかった。第20病日の透析中に一時的に視線が合わない症状からてんかん発作が疑われ，総PHT濃度が低値であったことからPHT 100mgが増量となった。

血中濃度測定

》》**投与スケジュール**
- ☐ 初期投与量設計時のスケジュール
- ☐ 維持投与量時のスケジュール
- ☑ 既に長期服用中のスケジュール

》》**内容**
500mg/日に増量した場合の予測血中濃度。透析患者，高用量などの理由で遊離型PHTの測定を依頼

》》**採血時間**
① 第24病日　透析前
② 第27病日　透析前
③ 第31病日　透析前
④ 第43病日　透析前

33 透析患者におけるフェニトインのTDM

≫測定結果
① Ct 2.6 μg/mL，Cf 0.8 μg/mL
　血清Alb値：2.8 g/dL（第21病日）
② Ct 4.9 μg/mL，Cf 1.1 μg/mL
　血清Alb値：2.7 g/dL（第27病日）
③ Ct 3.7 μg/mL
　血清Alb値：2.7 g/dL（第27病日）
④ Ct 6.9 μg/mL
　血清Alb値：2.6 g/dL（第41病日）
　（Ct：総PHT濃度，Cf：遊離型濃度）

≫解析結果
① 補正Ct：7.1 μg/mL
② 補正Ct：13.4 μg/mL
③ 補正Ct：10.4 μg/mL
④ 補正Ct：19.4 μg/mL
　（補正Ct：補正総PHT濃度）

≫測定・解析結果についての医師へのコメントと内容
■ 行っていない　　■ 口頭で行った　　☑ 文書で行った

　母集団平均値から15〜20 μg/mLになると予測。Ct測定ごとに透析患者用の補正式を用いて補正Ctを計算し報告した。

≫医師とのディスカッションと内容
■ していない　　☑ した

　発作・副作用症状を認めず，補正Ctは有効治療域内であったため同量継続した。

TDMによる投与スケジュールの変更と内容
☑ しない　　■ した

TDM実施後の患者の状態・経緯

　増量後は明らかな発作を認めなかった。第16病日にVCMからTEICへ変更した。TEIC変更後の治療効果が乏しいため第23病日にTEICの投与を中止した。抗菌薬投与なしで経過を見ていたところ炎症反応は低下し，全身状態は改善傾向となった。PHTは同量継続し，第44病日に転院した。

TDMの実施や結果についての患者説明と内容

☑ しない　☐ した

薬物速度論パラメータ推定法・血中濃度推移・検査値推移等

- Michaelis-Menten式

  $C_{ss} = (K_m \cdot D \cdot F/\tau)/(V_{max} - D \cdot F/\tau)$

  D：投与量，F：バイオアベイラビリティ，τ：投与間隔（hr），C_{ss}：定常状態平均血中濃度（μg/mL），V_{max}：最大代謝速度（mg/日），K_m：V_{max}の半分の代謝速度を与える血中濃度（μg/mL）

- 透析患者の補正式

  補正Ct＝Ct/〔(0.9・0.48・血清Alb値/4.4)＋0.1〕

  第17病日のT 3.2μg/mL，Alb値2.9g/dLから計算すると，補正Ct＝8.3μg/mL

- PHTの薬物動態パラメータ（TDMガイドラインより）

  V_{max}：5.9±1.2mg/kg/日，K_m：5.7±2.9μg/mL

  （アレビアチン錠インタビューフォームより）

  吸収速度定数（Ka）：0.496（1/hr），吸収率：ほぼ全量

- PHT増量時における投与量の評価

  K_mを5.7μg/mLとし，補正Ct 8.3μg/mLからMichaelis-Menten式でV_{max}を算出するとV_{max}＝674mg/日（7.6mg/kg/日）であり，通常よりV_{max}が増大傾向にあると予測。

  C_{ss}＝15μg/mLとなるPHT量は488mg/日，C_{ss}＝20μg/mLとなるPHT量は525mg/日と計算できる。

  V_{max}が増大しており，500mg/日は妥当な量と考えられる。

- Cfと補正Ctの比較

  通常PHTの遊離型分率は0.1なのでCt×0.1＝Cfとなる

  ①第24病日　Ct 2.6μg/mL，補正Ct：7.1μg/mL，Cf 0.8μg/mLからCtに換算すると8μg/mL

  ②第27病日　Ct 4.9μg/mL，補正Ct：13.4μg/mL，Cf 1.1μg/mLからCtに換算すると11μg/mL

  補正式から算出した補正Ctと遊離型から換算したCtはほぼ同等の値となった（図1）。

- ●TEICのPHT遊離型分率への影響

　TEICの血中濃度低下とともに遊離型分率が低下した。一方，Cfの変化率は1.4倍とCtの変化率1.9倍に比べ小さかった（図2）。

- ●補正Ctの予測血中濃度推移

　Vd（L）＝56.3，Ka（1/hr）＝0.496，F＝1と仮定し，得られた補正Ctより最小二乗法でK_m，V_{max}を算出したところ，K_m（mg/L）＝2.8，V_{max}（mg/日）＝550が得られた（図3）。

　Vd：分布容積（L）
　Ka：吸収速度定数

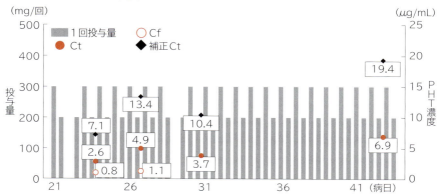

図1　PHT増量後の血中PHT濃度の推移

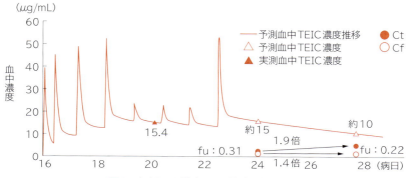

図2　血中TEIC濃度の予測推移と遊離型分率（fu）

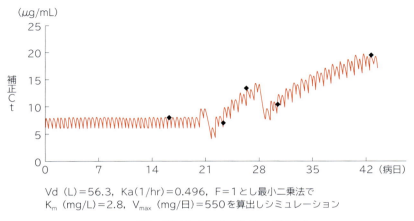

Vd (L)=56.3, Ka(1/hr)=0.496, F=1とし最小二乗法で
K_m (mg/L)=2.8, V_{max} (mg/日)=550を算出しシミュレーション

図3 補正Ctの予測推移（◆：補正Ct）

解析に使用した方法・速度論式・ソフト

Microsoft Excel 2010

報告症例で苦労した点・疑問点と内容／この症例で学ぶべきポイント

　透析患者におけるPHTのTDMの経験がなかった。遊離型濃度の測定は外部委託しているためタイムリーな評価はできなかった。採決ポイントは内服前が理想だが，今後も採血ポイントを一定にさせる，血中濃度の振れ幅は大きくないことから採血ポイントは透析前とし，C_{ss}として評価した。

　透析患者のPHT遊離型分率は0.2〜0.35が示されており，本症例の遊離型分率はその範囲内であった。

　遊離型分率の個体内変動は明確ではないが，TEICの血中濃度の低下とともに遊離型分率が低下したことから，蛋白結合における相互作用が示唆された。ただし，遊離型分率が変化しても遊離型濃度は変化しないとされ，本症例でも遊離型濃度への影響は少ないと考えられた。

　透析患者用補正式から算出した総濃度と，遊離型濃度から予測される総濃度はほぼ等しく，遊離型の測定ができない場合に透析患者用補正式は有用と言える。

参考文献

1) Winter ME 著，樋口駿 監訳，篠崎公一　他 編：新訂 ウィンターの臨床薬物動態学の基礎 投与設計の考え方と臨床に役立つ実践法，じほう，2013
2) 日本TDM学会TDMガイドライン策定委員会抗てんかん薬ワーキンググループ：抗てんか

ん薬TDMガイドライン．TDM研究，30(2)：53-108, 2013
3) 佐々木忠徳　他：症例から学ぶTDM実践アプローチ，南山堂，2012
4) アレビアチン錠インタビューフォーム（第19版），2015年12月

MEMO

血清クレアチニン値とバンコマイシンクリアランスの変化に乖離が生じた症例

KEYWORDS バンコマイシンクリアランス，血清クレアチニン値，血清シスタチンC

岡本 剛，小坂 好男，小林 恵美子
東京女子医科大学八千代医療センター薬剤部

TDMの目的と患者基本情報

≫報告事例内容
- ☐ 初期投与設計例
- ☐ 中毒例（解析・処置例など）
- ☑ 維持投与設計例
- ☐ 服薬指導・病棟活動への応用例
- ☐ 血中濃度解析例
- ☐ その他

≫報告対象薬物名
バンコマイシン（点滴静注用バンコマイシン0.5）

≫患者基本情報
年齢：60歳　　性別：男性　　身長：166cm　　体重：46.7kg
主疾患：発熱性好中球減少症　　合併症：悪性腹膜中皮腫
報告薬物の対象疾患：発熱性好中球減少症
主併用薬剤：セフェピム，レノグラスチム
腎機能：正常（検査値　Scr＝0.55　BUN＝20.3　CLcr＝110）
肝機能：異常（検査値　GOT/GPT＝66/38）
栄養：☐ 食事が主　　☑ 点滴・TPNが主　　☐ 経管栄養が主　　☐ その他
受診：入院

≫TDMの主目的
- ☑ 投与量や投与間隔の設定やチェック
- ☐ 効果判定のため
- ☐ 服薬状況のチェック
- ☐ 副作用のチェック
- ☑ 服薬方法・投与方法の検討や変更（剤形含む）
- ☐ その他

≫測定法／測定システム（試薬）
CLIA/ARCHITECT

TDM実施時までの患者の状態・経緯

　腹部膨満感，腹囲増大のため近医へ入院。確定診断が得られず当院消化器内科へ紹介入院。入院後の精査の結果で悪性腹膜中皮腫の診断となり第13病日に化学療法としてペメトレキセド＋カルボプラチン（PEM＋CBDCA）療

法を実施。第20病日に発熱性好中球減少症の診断でセフェピム，レノグラスチムの投与を開始し，第21病日にバンコマイシン（VCM）の投与を追加した。VCM開始前の血液培養からMRSAが検出された。

血中濃度測定

≫ 投与スケジュール
- ☑ 初期投与量設計時のスケジュール
- ☐ 維持投与量時のスケジュール
- ☐ 既に長期服用中のスケジュール

≫ 内容
　CLvcm＝0.65×CLcr＝71.5 mL/min，分布容積＝0.7×体重＝32.7 Lとし，1-compartmentの点滴静注モデルを用いて初期投与設計した。CLcrはCockcroft-Gault式で推定した。TDMガイドラインから15～20 μg/mLを目標に提案したが，協議の結果，1 g×2 q12時間とし，予測トラフ値＝10 μg/mLとしてVCMの投与を開始した。

【1-compartment の点滴静注モデル】

$$C_{max}(\mu g/mL) = \frac{RA}{CL} \times \frac{(1-e^{-ke \times tin})}{(1-e^{-ke \times \tau})}$$

Cpeak（点滴終了1時間後）$(\mu g/mL) = C_{max} \times e^{-ke \times tin}$
Cmin（トラフ値）$(\mu g/mL) = C_{max} \times e^{-ke \times (\tau - tin)}$
$CL = Ke \times Vd$
RA：点滴速度（mg/hr）　　　tin：点滴時間（hr）
CL：クリアランス（L/hr）　　τ：投与間隔（hr）
Ke：消失速度定数（1/hr）　　Vd：分布容積（L）

≫ 採血時間
①第23病日の8時
②第26病日の8時
③第28病日の8時

≫ 測定結果
①5回目投与前トラフ値：20 μg/mL
②トラフ値：27.7 μg/mL
③トラフ値：23.4 μg/mL

解析結果

Vdを0.5〜1L/kgの範囲とし、実測値よりCLvcmを算出。

①第23病日：CLvcmは38.2〜48.2mL/min。平均パラメータの50%程度。
②第26病日：CLvcmは31.1〜37.8mL/min。腎機能低下が予測。
③第28病日：CLvcmは21.5〜24.8mL/min。さらなる腎機能低下が予測。

測定・解析結果についての医師へのコメントと内容

☐ 行っていない　☐ 口頭で行った　☑ 文書で行った

第23病日：同量継続、予測と大きく乖離しているため3日後トラフ値再検を依頼。

第26病日：0.5g×2 q12時間へ減量を推奨、Scrが腎機能を反映していない可能性があるためシスタチンC（Cys-C）測定を提案、2日後トラフ値再検を依頼。

第28病日：推奨される抗MRSA薬について、VCM継続の場合は1g q48時間へ減量を推奨。

医師とのディスカッションと内容

☐ していない　☑ した

第26病日：Scrは変化ないが、血中濃度推移から腎機能が低下している可能性が高い。身体所見から栄養・筋肉量が重度低下していることが示唆され（図1）、ほかの腎機能指標としてCys-C測定を提案。

第26病日に栄養状態を確認するため、上腕三頭筋皮下脂肪厚、上腕筋周囲長を測定した（図1）。その結果、重度の栄養・筋肉量の低下が示唆された。

第28病日：抗MRSA薬について腎機能に影響されないダプトマイシンを紹介（リネゾリドは化学療法による骨髄抑制後のため回避）。

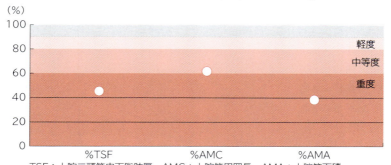

図1　栄養・筋肉量の指標（JARD2001の基準値に対する割合）

TDMによる投与スケジュールの変更と内容

☐ しない　☑ した

　第26病日：トラフ値が20μg/mLを超えたため半量の0.5g×2 q12時間へ減量．予測トラフ値14μg/mL，2日後に再検．

　第28病日：トラフ値が20μg/mL以上でさらなる腎機能の低下が予測されたため，薬剤の選択も含め協議．第25病日の血液培養でMRSAが陰性であり，VCMは1g q48時間に減量して継続し，MRSA感染症ガイドラインの最低投与期間である2週間をもって投与を終了する方針となった．

TDM実施後の患者の状態・経緯

　好中球の回復，MRSAの陰性化を2回確認し，抗菌薬の投与を終了した．

TDMの実施や結果についての患者説明と内容

☐ しない　☑ した

　血中濃度を測定しながら投与量を調節していることを説明した．かゆみ，発赤，難聴などの症状について説明し，随時確認した．

薬物速度論パラメータ推定法・血中濃度推移・検査値推移等

【Cockcroft-Gault式】

　　$CLcr(mL/min) = [(140 - 年齢) \times 体重(kg)] / [72 \times Scr(mg/dL)]$

【Cys-Cに基づくGFR推定式】（CKD診療ガイドライン2012）

　　$GFRcys\text{-}C(mL/min) = [(104 \times Cys\text{-}C^{-1.019} \times 0.996^{年齢}) - 8] \times 体表面積/1.73$

【CLcrに基づくVCM平均パラメータ】

　　$CLvcm(mL/min) = 0.65 \times CLcr$, $Vd(L/kg) = 0.5 \sim 1$

【Cys-Cに基づくVCM母集団平均パラメータ】

　　$CLvcm(mL/min) = 0.875 \times GFRcys\text{-}C$, $Vd(L/kg) = 0.864$

【トラフ値に基づくCLvcm】

　　1-compartmentの点滴静注モデルを使用し，Vdを0.5～1L/kgで固定し，トラフ値からCLvcmを算出．

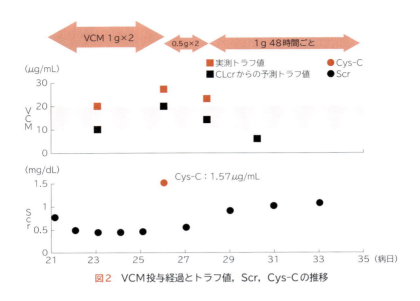

図2 VCM投与経過とトラフ値，Scr，Cys-Cの推移

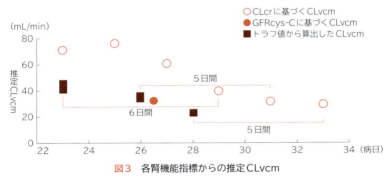

図3 各腎機能指標からの推定CLvcm

解析に使用した方法・速度論式・ソフト

1-compartment の点滴静注モデル

報告症例で苦労した点・疑問点と内容／この症例で学ぶべきポイント

本症例ではCLvcmの低下とScrの上昇に時間的な乖離が生じていた。

Scrにはブラインドエリアが存在する。そこに筋肉量低下に起因するScr産生低下が加わったことで，よりいっそう腎機能を反映しなかったと考えられた。

Scrで腎機能を予測する場合，筋肉量が低下した患者では腎機能を正確に反

映しない場合があり，不適切な投与設計につながる危険性がある。したがって，Scrを用いる際には，患者状態，栄養状態，尿量の変化などを加味し，腎機能を正確に反映しているか評価する必要がある。

一方，Cys-Cは簡便で，筋肉量が低下した患者でも腎機能を鋭敏に評価できる有用な手段と考えられたが，3カ月に1度の測定という保険上の制限があり，実臨床での汎用性はまだ低い。

症例提供者からの追加情報・コメント等

本症例からScrで腎機能を評価する場合のピットホールを学んだ。Cys-Cに基づく評価が望ましいというよりは，Scrで腎機能を正確に評価できない症例が存在するということが重要と考えている。ほとんどの症例ではScrでの腎機能評価で問題ないと考えるが，予測血中濃度と実測血中濃度に乖離がある，筋肉量の低下を認める場合などは，Cys-Cが有用な指標の1つかと思われる。腎機能の指標としてはCys-Cだけでなく，蓄尿による実測CLcrも選択肢と考えられる。今回は簡便さからCys-Cの測定を依頼した。

参考文献
1) 日本化学療法学会抗菌薬TDMガイドライン作成委員会，日本TDM学会TDMガイドライン策定委員会―抗菌薬領域― 編：抗菌薬TDMガイドライン，日本化学療法学会，2012
2) MRSA感染症の治療ガイドライン作成委員会 編：MRSA感染症の治療ガイドライン，日本化学療法学会，日本感染症学会，2013
3) 日本腎臓学会 編：CKD診療ガイド2012．東京医学社，2012
4) Winter ME 著，樋口駿 監訳，篠崎公一 他 編：新訂 ウィンターの臨床薬物動態学の基礎 投与設計の考え方と臨床に役立つ実践法，じほう，2013
5) Tanaka A, et al.：Population pharmacokinetic analysis of vancomycin using serum cystatin C as a marker of renal function. Antimicrob Agents Chemother, 54(2)：778-782, 2010

MEMO

35 アミオダロン中止後も血中濃度高値が持続した症例

KEYWORDS　アミオダロン，半減期

島本 裕子
国立循環器病研究センター薬剤部

TDMの目的と患者基本情報

》》報告事例内容
- ☐ 初期投与設計例
- ☑ 中毒例（解析・処置例など）
- ☐ 維持投与設計例
- ☐ 服薬指導・病棟活動への応用例
- ☐ 血中濃度解析例
- ☐ その他

》》報告対象薬物名
アミオダロン（アンカロン錠）

》》患者基本情報
年齢：35歳　　性別：男性　　身長：169.5cm　　体重：69.65kg
主疾患：拡張型心筋症　　合併症：HHV6脳症
報告薬物の対象疾患：心室細動
主併用薬剤：フロセミド，スピロノラクトン，エナラプリル
腎機能：正常（検査値　Scr＝0.79　BUN＝21）
肝機能：異常（検査値　GOT/GPT＝67/110）
栄養：☑ 食事が主　　☐ 点滴・TPNが主　　☐ 経管栄養が主　　☐ その他
受診：入院

》》TDMの主目的
- ☐ 投与量や投与間隔の設定やチェック
- ☐ 効果判定のため
- ☐ 服薬状況のチェック
- ☑ 副作用のチェック
- ☐ 服薬方法・投与方法の検討や変更（剤形含む）
- ☐ その他

》》測定法／測定システム（試薬）
LC/MS/MS

TDM実施時までの患者の状態・経緯

　心室細動治療のため，アミオダロン（AMD）150mg×1/day服用中の症例。4/9 AMD血中濃度はコントロール良好であったが，FT3・FT4上昇，TSH低下あり，手の震えの自覚症状あり。甲状腺エコー，RI検査の結果，AMD

35 アミオダロン中止後も血中濃度高値が持続した症例

による破壊性甲状腺炎との診断でAMD中止となる。

血中濃度測定
≫投与スケジュール
- ■ 初期投与量設計時のスケジュール
- ■ 維持投与量時のスケジュール
- ✓ 既に長期服用中のスケジュール

≫内容
AMD　150 mg×1

≫採血時間
① 4/9　12:00
② 4/10　11:00
③ 4/13　6:30
④ 4/18　6:30
⑤ 4/20　6:30
⑥ 5/21　6:30

≫測定結果
① AMD 0.95 μg/mL　　DEA 0.78 μg/mL
② AMD 0.91 μg/mL　　DEA 0.77 μg/mL
③ AMD 0.71 μg/mL　　DEA 0.52 μg/mL
④ AMD 0.54 μg/mL　　DEA 0.45 μg/mL
⑤ AMD 0.49 μg/mL　　DEA 0.47 μg/mL
⑥ AMD 0.74 μg/mL　　DEA 0.55 μg/mL

AMDの代謝物であるデスエチルアミオダロン（DEA）は，AMDと同等の効果があるとされている。

≫測定・解析結果についての医師へのコメントと内容
- ■ 行っていない　■ 口頭で行った　✓ 文書で行った

4/9　血中濃度は適正にコントロールされている。

≫医師とのディスカッションと内容
- ✓ していない　■ した

TDMによる投与スケジュールの変更と内容
- ✓ しない　■ した

TDMに基づいてではなく，副作用発現により薬剤中止。

TDM実施後の患者の状態・経緯

　4/9 AMD中止後，血中濃度は徐々に低下したが，中止後1カ月以上経過しても有効域（1〜2.5μg/mL）を維持したままであった。心室細動については他の抗不整脈薬を導入した。

TDMの実施や結果についての患者説明と内容

■ しない　　☑ した

　血中濃度は適切にコントロールされているが，副作用が発現したため中止する。

報告症例で苦労した点・疑問点と内容／この症例で学ぶべきポイント

　AMDの血漿からの消失半減期は19〜53日と非常に長いとされている。本症例においても，4/9と5/21の測定結果を用いて算出した消失半減期は約85日であった。また，非常に脂溶性が高く，脂肪組織に蓄積するため，投与中止後も脂肪組織から蓄積したAMDが遊離することにより投与中止後も高い血中濃度が持続する。

参考文献
1) Harris L, et al.：Amiodarone: pharmacology, pharmacokinetics, toxicology, clinical effects, Paris：MEDSI, Medicine and Sciences Internationals, 1986

MEMO

36 アミオダロン投与開始時における注射薬と内服薬併用の有用性

KEYWORDS　アミオダロン，注射薬と内服薬併用

山下 大輔
国立病院機構神戸医療センター薬剤部

TDMの目的と患者基本情報

》報告事例内容
- ✓ 初期投与設計例
- ■ 中毒例（解析・処置例など）
- ■ 維持投与設計例
- ■ 服薬指導・病棟活動への応用例
- ■ 血中濃度解析例
- ✓ その他（注射から内服への切り替え）

》報告対象薬物名
アミオダロン（アンカロン注）

》患者基本情報
年齢：68歳　　性別：男性　　身長：173cm　　体重：78kg
主疾患：WPW症候群　　合併症：一過性心房細動
報告薬物の対象疾患：一過性心房細動
主併用薬剤：メトプロロール，ワルファリン
腎機能：正常（検査値　Scr＝0.96　BUN＝14　CLcr＝81）
肝機能：正常（検査値　GOT/GPT＝20/13）
栄養：✓ 食事が主　　■ 点滴・TPNが主　　■ 経管栄養が主　　■ その他
受診：入院

》TDMの主目的
- ✓ 投与量や投与間隔の設定やチェック
- ■ 効果判定のため
- ■ 服薬状況のチェック
- ■ 副作用のチェック
- ✓ 服薬方法・投与方法の検討や変更（剤形含む）
- ■ その他

》測定法／測定システム（試薬）
HPLC

TDM実施時までの患者の状態・経緯

心房細動に対してシベンゾリンなどで対応していたがコントロール不十分のため，アミオダロン（AMD）注射薬を750mg/515mLとし，17mL/hで投与開始となる。投与開始時，速やかな血中濃度上昇を目的とするため，ア

ンカロン注射薬と内服薬を併用にて開始した。

血中濃度測定

≫投与スケジュール
- ☑ 初期投与量設計時のスケジュール
- ☐ 維持投与量時のスケジュール
- ☐ 既に長期服用中のスケジュール

≫内容
注射薬中止前に，AMD，アミオダロン代謝物デスエチルアミオダロン（DEA）の血中濃度を測定した。また注射薬中止後，内服薬のみの投与となった際に維持される血中濃度の確認を行った。

≫採血時間
① 3/15　6時
② 3/18　6時
③ 3/25　6時

≫測定結果
① 3/15　AMD　$1.37\,\mu g/mL$　　DEA　$0.27\,\mu g/mL$
② 3/18　AMD　$0.56\,\mu g/mL$　　DEA　$0.33\,\mu g/mL$
③ 3/25　AMD　$0.46\,\mu g/mL$　　DEA　$0.33\,\mu g/mL$

≫解析結果
注射薬と内服薬の併用により，速やかに有効血中濃度（$0.5\sim2.5\,\mu g/mL$）が得られた。また注射薬中止後，AMD＋DEA血中濃度は$0.5\,\mu g/mL$であり，血中濃度コントロール良好と考えられる。

≫測定・解析結果についての医師へのコメントと内容
☐ 行っていない　　☐ 口頭で行った　　☑ 文書で行った

血中濃度はコントロール良好であり，内服薬200 mg/dayの継続を推奨する。

≫医師とのディスカッションと内容
☑ していない　　☐ した

TDMによる投与スケジュールの変更と内容

☑ しない　　☐ した

TDM実施後の患者の状態・経緯

注射薬＋内服薬の併用を7日間継続後，注射薬を中止し，内服薬のみとした。内服薬200mg/dayの投与で有効血中濃度を維持しており，心房細動の再発もない。

TDMの実施や結果についての患者説明と内容

☑ しない　　☐ した

薬物速度論パラメータ推定法・血中濃度推移・検査値推移等

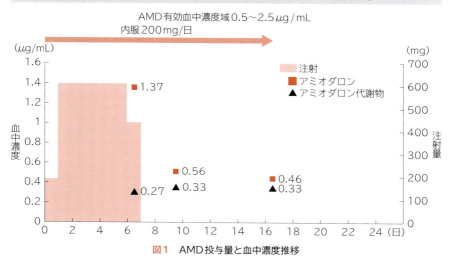

図1　AMD投与量と血中濃度推移

報告症例で苦労した点・疑問点と内容／この症例で学ぶべきポイント

難治性不整脈に対してAMDは有効な治療薬である。本症例のように，当院ではAMD導入時，速やかな濃度上昇を得るために注射薬と内服薬を併用する場合がある。AMD注射薬は，2〜3日で投与を終了すると血中濃度が有効域を下回る可能性があるため，血中濃度低下により不整脈再発の可能性がある症例ではある程度長期に投与すると注射薬投与終了後も血中濃度を有効域に維持したまま内服薬治療へ移行できると考えられる。

脱水によりジギタリス中毒を来した症例

KEYWORDS　ジギタリス中毒, 脱水

島本 裕子
国立循環器病研究センター薬剤部

TDMの目的と患者基本情報

≫報告事例内容
- ☐ 初期投与設計例
- ☑ 中毒例（解析・処置例など）
- ☐ 維持投与設計例
- ☐ 服薬指導・病棟活動への応用例
- ☐ 血中濃度解析例
- ☐ その他

≫報告対象薬物名
ジゴキシン（ハーフジゴキシンKY錠0.125）

≫患者基本情報
年齢：74歳　　性別：男性　　身長：157cm　　体重：54kg
主疾患：慢性心不全　　合併症：脱水症, ジギタリス中毒
報告薬物の対象疾患：慢性心不全
主併用薬剤：アスピリン, ワルファリン, フロセミド, スピロノラクトン, 硝酸イソソルビド, カルベジロール, ロサルタン, ピモベンダン, アミオダロン
腎機能：異常（検査値　Scr＝3.68　BUN＝57）
肝機能：正常（検査値　GOT/GPT＝16/10）
栄養：☑ 食事が主　　☐ 点滴・TPNが主　　☐ 経管栄養が主　　☐ その他
受診：入院

≫TDMの主目的
- ☐ 投与量や投与間隔の設定やチェック
- ☐ 効果判定のため
- ☐ 服薬状況のチェック
- ☑ 副作用のチェック
- ☐ 服薬方法・投与方法の検討や変更（剤形含む）
- ☐ その他

≫測定法／測定システム（試薬）
KIMS/Cobas

TDM実施時までの患者の状態・経緯

　　陳旧性心筋梗塞による慢性心不全の患者。β遮断薬, 利尿薬, ARB, 血管拡張薬, 抗不整脈薬, ジギタリス製剤, 経口強心薬による内服加療中であ

る。入院前は血清クレアチニン値1.9 mg/dL程度と腎機能障害があるものの，ジゴキシン0.0625 mg/day服用にて血中濃度1.0 ng/mL前後でコントロールされていた。自宅にて感冒により食事摂取不良となるが，水分制限800 mL/dayを継続し，利尿薬の服薬を継続したことで脱水状態が発現。ふらつきを認め，食事摂取が困難となったため家人に連れられ緊急受診となる。

血中濃度測定

≫投与スケジュール
- ■ 初期投与量設計時のスケジュール
- ■ 維持投与量時のスケジュール
- ✓ 既に長期服用中のスケジュール

≫内容
ジゴキシン　0.0625 mg/day　1日1回朝食後

≫採血時間
- ①第1病日　21:52
- ②第3病日　5:50
- ③第6病日　5:30
- ④第13病日　5:20
- ⑤第20病日　5:25
- ⑥第27病日　5:20
- ⑦第30病日　5:30

≫測定結果
- ①2.2 ng/mL
- ②1.9 ng/mL
- ③1.2 ng/mL
- ④0.4 ng/mL
- ⑤0.5 ng/mL
- ⑥0.5 ng/mL
- ⑦0.5 ng/mL

≫解析結果
第1病日の結果よりジゴキシン血中濃度は高値であり，中止となる。

≫測定・解析結果についての医師へのコメントと内容
- ✓ 行っていない　　■ 口頭で行った　　■ 文書で行った

≫ 医師とのディスカッションと内容
☑ していない　　☐ した

TDMによる投与スケジュールの変更と内容
☐ しない　　☑ した
ジゴキシンを中止し，血中濃度低下を確認後，減量して投与再開した。

TDM実施後の患者の状態・経緯
　入院後，ジゴキシン中止，輸液投与，利尿薬減量により脱水所見，腎機能障害は改善を認めた。第13病日にジゴキシン血中濃度が0.4 ng/mLへ低下したことを確認後，第14病日よりジゴキシン0.04 mg/dayにて再開した。その後血中濃度は0.5 ng/mL前後で安定し，第31病日に退院した。本症例は，感冒による食思不振，心不全治療のための飲水制限，利尿薬服用が重なったことで脱水状態となり，ジギタリス中毒を呈した結果，それによりさらに食事摂取不良，脱水増悪を来たした症例であると考えられる。

TDMの実施や結果についての患者説明と内容
☐ しない　　☑ した
医師よりジゴキシン血中濃度が高値であったことを説明。

薬物速度論パラメータ推定法・血中濃度推移・検査値推移等

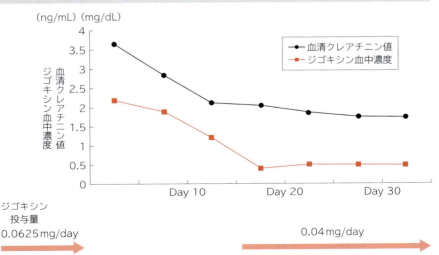

報告症例で苦労した点・疑問点と内容／この症例で学ぶべきポイント

　ジゴキシンは心不全患者に対し，長期的に使用されることが多い．本症例のように，体調悪化により急激な血中濃度変化を来たす可能性があるため，体調悪化時は医療機関への早めの受診をするよう患者へ指導するとともに，受診時の適切な血中濃度モニタリングが必要である．

参考文献
1) 慢性心不全治療ガイドライン（2010年改訂版），2010

MEMO

38 ピルシカイニド血中濃度が高値を示し，徐脈との関連が疑われた症例

KEYWORDS ピルシカイニド，高齢者，腎機能障害

島本 裕子
国立循環器病研究センター薬剤部

TDMの目的と患者基本情報

≫報告事例内容
- ☐ 初期投与設計例
- ☑ 中毒例（解析・処置例など）
- ☐ 維持投与設計例
- ☐ 服薬指導・病棟活動への応用例
- ☐ 血中濃度解析例
- ☐ その他

≫報告対象薬物名
ピルシカイニド（サンリズム）

≫患者基本情報
年齢：84歳　　性別：女性　　身長：142cm　　体重：55kg
主疾患：洞不全症候群
報告薬物の対象疾患：発作性心房細動
主併用薬剤：アジルサルタン，アムロジピン・アトルバスタチン合剤，ファモチジン
腎機能：異常（検査値　Scr＝1.13　BUN＝26）
肝機能：正常（検査値　GOT/GPT＝18/20）
栄養：☑ 食事が主　　☐ 点滴・TPNが主　　☐ 経管栄養が主　　☐ その他
受診：入院

≫TDMの主目的
- ☑ 投与量や投与間隔の設定やチェック
- ☐ 効果判定のため
- ☐ 服薬状況のチェック
- ☐ 副作用のチェック
- ☐ 服薬方法・投与方法の検討や変更（剤形含む）
- ☐ その他

≫測定法／測定システム（試薬）
HPLC

TDM実施時までの患者の状態・経緯

発作性心房細動に対してピルシカイニド100mg/dayを4年半服用中の患者。ときどき意識が遠のく自覚症状があり，スクリーニングの心電図におい

てlong pauseが認められたため，通院中の近医より当院へ紹介受診となる。入院精査前の12/11にピルシカイニド血中濃度の測定を実施。

血中濃度測定

≫投与スケジュール
- ■ 初期投与量設計時のスケジュール
- ■ 維持投与量時のスケジュール
- ✓ 既に長期服用中のスケジュール

≫内容
ピルシカイニド 50mg 2cap 1日2回　朝夕食後

≫採血時間
①12/11
②12/26

≫測定結果
①1.35μg/mL
②0.65μg/mL

≫解析結果
①12/11の血中濃度は高値。減量を推奨。
②12/26の血中濃度はコントロール良好

≫測定・解析結果についての医師へのコメントと内容
■ 行っていない　　■ 口頭で行った　　✓ 文書で行った
上記解析結果を参照。

≫医師とのディスカッションと内容
✓ していない　　■ した

TDMによる投与スケジュールの変更と内容

■ しない　　✓ した
100mg/day→50mg/dayへ投与量を減量。

TDM実施後の患者の状態・経緯

12/11の血中濃度測定結果確認後，ピルシカイニド投与量は50mg/day（50mg 1cap 1日1回朝食後）へ変更された。その後入院後12/26に血中濃度を再度測定し，適正値であることを確認した。また，入院後の精査より，意識が遠のく自覚症状は徐脈によるものであると診断され，ペースメーカー

植込み術が施行された。一方，入院前のピルシカイニド服用量では基準値（0.2〜0.9μg/mL）[1,2]を超える血中濃度が確認されており，徐脈との関連性は否定できないと考えられる。

TDMの実施や結果についての患者説明と内容

☑ しない　　☐ した

報告症例で苦労した点・疑問点と内容／この症例で学ぶべきポイント

ピルシカイニドの添付文書記載標準用量は150mgを3回に分けて分割投与であるが，本剤は腎排泄型薬物であり，高齢者や腎機能障害者には投与量を減量する必要がある。また，投与量の決定には薬物血中濃度測定が有用であると考えられる。

参考文献
1) 清水賢巳　他：腎機能障害例における塩酸ピルシカイニド（サンリズム）の投与量とその有効性に関する検討．薬理と治療，22(8)：3717-3725, 1994
2) 横田充弘　他：抗不整脈薬SUN1165のPharmacokineticsとPharmacodynamics―単回経口投与法による検討―．Therapeutic Research, 10(5)：2135-2147, 1989

MEMO

ARCが関与すると考えられるバンコマイシン高用量投与が必要であった症例

KEYWORDS バンコマイシン，ARC

島本 裕子
国立循環器病研究センター薬剤部

TDMの目的と患者基本情報

≫ 報告事例内容
- ■ 初期投与設計例　　■ 中毒例（解析・処置例など）
- ■ 維持投与設計例　　■ 服薬指導・病棟活動への応用例
- ✓ 血中濃度解析例　　■ その他

≫ 報告対象薬物名
バンコマイシン（点滴静注用バンコマイシン「MEEK」）

≫ 患者基本情報
年齢：42歳　　性別：女性　　身長：—cm　　体重：77.8 kg
主疾患：MRSA肺炎
報告薬物の対象疾患：MRSA肺炎
主併用薬剤：メロペネム
腎機能：正常（検査値　Scr=0.27　BUN=—　CLcr=333）
肝機能：正常（検査値　GOT/GPT=—）
栄養：■食事が主　　✓点滴・TPNが主　　■経管栄養が主　　■その他
受診：入院

≫ TDMの主目的
- ✓ 投与量や投与間隔の設定やチェック　　■ 効果判定のため
- ■ 服薬状況のチェック　　　　　　　　　■ 副作用のチェック
- ■ 服薬方法・投与方法の検討や変更（剤形含む）　■ その他

≫ 測定法／測定システム（試薬）
HEIA/Cobas

TDM実施時までの患者の状態・経緯

墜落による多発性外傷にて救命救急センターに搬送された症例。治療中に発症したMRSA肺炎治療のため，バンコマイシン（VCM）開始となる。血清クレアチニン値0.27 mg/dLと腎機能障害はないため，1,000 mg 12hごと

で投与開始となる。

血中濃度測定
》》投与スケジュール
- ■ 初期投与量設計時のスケジュール
- ✓ 維持投与量時のスケジュール
- ■ 既に長期服用中のスケジュール

》》内容
VCM 1,000 mg 12 h ごとで開始。

》》採血時間
①投与開始3日目　投与終了1H後
②投与開始3日目　トラフ
③投与開始5日目　投与終了1H後
④投与開始5日目　トラフ
⑤投与開始12日目　投与終了1H後
⑥投与開始12日目　トラフ

》》測定結果
①15.8 μg/mL
②4.0 μg/mL
③28.7 μg/mL
④9.7 μg/mL
⑤31.6 μg/mL
⑥10.2 μg/mL

》》解析結果
投与開始3日目の血中濃度は低値。

》》測定・解析結果についての医師へのコメントと内容
- ■ 行っていない　✓ 口頭で行った　■ 文書で行った

血中濃度低値であり，増量が望ましい。

》》医師とのディスカッションと内容
- ■ していない　✓ した

MRSA肺炎治療であればVCM投与量の増量が必要。1,500 mg 8 h ごとに増量し，再度血中濃度の確認を依頼した。

TDMによる投与スケジュールの変更と内容

☐ しない　☑ した

投与3日目の血中濃度を確認後，1,500 mg 8 hごとへ増量（増量の投与量は経験値より）。

TDM実施後の患者の状態・経緯

投与量増量後，投与開始5日目のトラフは9.7 μg/mLと前回測定値の4.0 μg/mLより高い数値が得られた。MRSA肺炎治療の血中濃度としてはやや低いトラフであったが，CRP，WBCは低下傾向であり，臨床所見の改善が認められているため，主治医との相談の結果1,500 mg 8 hごと継続となる。その後投与12日目の血中濃度は10.2 μg/mLであり，高用量の投与ながらも血中濃度は上昇しすぎることなく経過した。

TDMの実施や結果についての患者説明と内容

☑ しない　☐ した

薬物速度論パラメータ推定法・血中濃度推移・検査値推移等

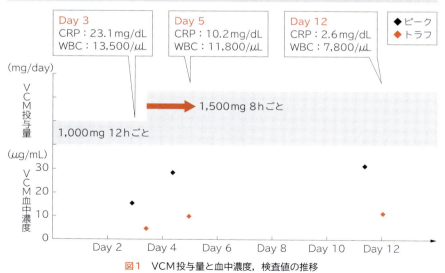

図1　VCM投与量と血中濃度，検査値の推移

報告症例で苦労した点・疑問点と内容／この症例で学ぶべきポイント

　一般的に，低値の血清クレアチニン値とそれに基づくクレアチニンクリアランス概算値は信頼に値しないとされており，補正値を用いる方法も推奨されている。しかしながら，本症例ではCockcroft-Gault式を使用したクレアチニンクリアランス概算値333 mL/minを反映したかのような高いバンコマイシンクリアランスが観察された。ARC発現症例では，高値のクレアチニンクリアランス概算値を補正せずそのまま使用する方が腎排泄型薬物のクリアランスの予測精度を高めることができる可能性がある。

　本症例では高用量のVCM投与量が必要であったが，これはaugmented renal clearance（ARC）によるものである可能性が考えられる。ARCは近年提唱されている概念であり，炎症性反応により薬物などの腎クリアランスが増大する現象を指す。本症例は下記文献に示されるARC発現因子である若年者（＜60歳），sepsis，外傷の3点を満たしており，ARCが発現していた可能性が高い。それによりVCMのクリアランスが増大し，高用量投与が必要であったと考えられる。ARC発現の可能性がある症例に腎排泄型薬物を投与する際はその投与量が過少とならないよう，TDMによる血中薬物濃度のモニタリングが必須と考えられる。

■ 参考文献

1) Udy AA, et al.：ARC--augmented renal clearance. Curr Pharm Biotechnol, 12(12)：2020-2029, 2011
2) Udy AA, et al.：Implications of augmented renal clearance in critically ill patients. Nat Rev Nephrol, 7(9)：539-543, 2011

MEMO

心不全症状の発現によりバンコマイシンクリアランスの減少が認められた症例

KEYWORDS バンコマイシンクリアランス，心不全

島本 裕子
国立循環器病研究センター薬剤部

TDMの目的と患者基本情報

≫報告事例内容
- ☐ 初期投与設計例
- ☐ 中毒例（解析・処置例など）
- ☐ 維持投与設計例
- ☐ 服薬指導・病棟活動への応用例
- ☑ 血中濃度解析例
- ☐ その他

≫報告対象薬物名
バンコマイシン塩酸塩（塩酸バンコマイシン点滴静注用）

≫患者基本情報
年齢：83歳　　性別：女性　　身長：148 cm　　体重：41.2 kg
主疾患：くも膜下出血　　合併症：髄膜炎，肺炎，たこつぼ型心筋症
報告薬物の対象疾患：髄膜炎，肺炎
主併用薬剤：メロペネム
腎機能：正常（検査値　Scr = 0.46　BUN = 18）
肝機能：正常（検査値　GOT/GPT = 12/15）
栄養：☐ 食事が主　　☑ 点滴・TPNが主　　☐ 経管栄養が主　　☐ その他
受診：入院

≫TDMの主目的
- ☑ 投与量や投与間隔の設定やチェック
- ☐ 効果判定のため
- ☐ 服薬状況のチェック
- ☐ 副作用のチェック
- ☐ 服薬方法・投与方法の検討や変更（剤形含む）
- ☐ その他

≫測定法／測定システム（試薬）
HEIA／Cobas

TDM実施時までの患者の状態・経緯

2/19 発症のくも膜下出血症例。破裂性動脈瘤に対し，開頭クリッピング術施行。3/5 髄液所見より髄膜炎の診断，バンコマイシン（VCM）750 mg 12 h ごと投与開始となる。3/6，3/7，3/10 と血中濃度は 10 µg/mL での推移。

髄膜炎治療を目的とした血中濃度としては低値であったが，3/12 髄液所見の改善を確認後，VCM投与終了となる．入院経過中，浮腫，急激な体重増加が見られ，精査の結果たこつぼ型心筋症との診断．心臓エコーによるLVEFは34％と重症心不全であった．その後炎症所見増悪，発熱あり，4/17 肺炎の診断に対してVCM 750mg 12hごと投与開始となる．4/18，4/20と血中濃度測定が実施され，4/20に担当医から薬剤師にコンサルトとなった．

血中濃度測定

>>> 投与スケジュール
- ☐ 初期投与量設計時のスケジュール
- ☑ 維持投与量時のスケジュール
- ☐ 既に長期服用中のスケジュール

>>> 内容
VCM　750mg 12hごと

>>> 採血時間
① 3月6日　　7:00（トラフ）
② 3月7日　　7:00（トラフ）
③ 3月10日　 7:00（トラフ）
④ 4月18日　 7:00（トラフ）
⑤ 4月20日　 7:00（トラフ）

>>> 測定結果
① 9.6 μg/mL
② 11.7 μg/mL
③ 9.6 μg/mL
④ 14.2 μg/mL
⑤ 31.3 μg/mL

>>> 測定・解析結果についての医師へのコメントと内容
☐ 行っていない　☑ 口頭で行った　☐ 文書で行った
4/20のVCM血中濃度は高値です．

>>> 医師とのディスカッションと内容
☐ していない　☑ した

3/5～3/12と4/17～のVCMは同じ投与量だが，血中濃度推移は大きく異なる．この理由として，Scrの変動とともに，重症心不全の発症が考えられる．

TDMによる投与スケジュールの変更と内容

☐ しない　☑ した

VCM投与中止。

TDM実施後の患者の状態・経緯

3/12～4/17のVCM投与再開までの期間において血清クレアチニン値上昇が認められたが，脱水や薬剤性による血清クレアチニン値変動は否定的であり，心不全発症によるものだとの診断であった。なお，担当医とICDの協議により，抗菌薬はVCMからリネゾリドへ変更となる。

TDMの実施や結果についての患者説明と内容

☑ しない　☐ した

薬物速度論パラメータ推定法・血中濃度推移・検査値推移等

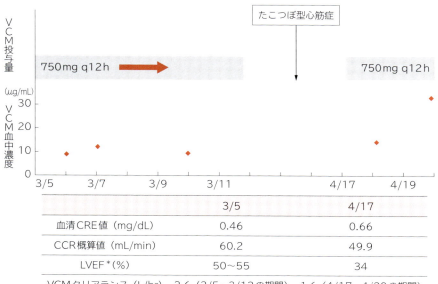

図1　VCM投与量と血中濃度，検査値の推移

解析に使用した方法・速度論式・ソフト

VCM-TDM S2009 R2

報告症例で苦労した点・疑問点と内容／この症例で学ぶべきポイント

　心不全病態においては，心拍出量の減少に伴う腎血流量の減少により，腎排泄型薬物のクリアランスの低下が起こる可能性が考えられる。本症例においてはたこつぼ型心筋症により突然の重症心不全を呈し，心不全の指標となるLVEF値低下後にVCMクリアランスの大幅な低下が観察された。心不全患者に対して腎排泄型薬物を投与する際は，腎機能とともに心機能も確認し，注意深い血中濃度モニタリングを行うことが必要であると考えられる。

参考文献

1) Shimamoto Y, et al.：Decreased vancomycin clearance in patients with congestive heart failure. Eur J Clin Pharmacol, 69(3)：449-457, 2013

MEMO

定期的な血中濃度モニタリングによりシベンゾリン血中濃度上昇を早期に発見できた症例

KEYWORDS シベンゾリン，腎機能障害

小原 直紘，島本 裕子
国立循環器病研究センター薬剤部

TDMの目的と患者基本情報

≫報告事例内容
- ☐ 初期投与設計例
- ☑ 維持投与設計例
- ☐ 血中濃度解析例
- ☐ 中毒例（解析・処置例など）
- ☐ 服薬指導・病棟活動への応用例
- ☐ その他

≫報告対象薬物名
シベンゾリン（シベノール）

≫患者基本情報
年齢：97歳　　性別：女性　　身長：143cm　　体重：47kg
主疾患：大動脈弁閉鎖不全症　　合併症：うっ血性心不全，高血圧症，高脂血症
報告薬物の対象疾患：一過性心房細動
主併用薬剤：ワルファリン，ジゴキシン，フロセミド，オルメサルタン，プラバスタチン
腎機能：異常（検査値　Scr=1.54　BUN=27　CLcr=15.5）
肝機能：正常（検査値　GOT/GPT=15/9）
栄養：☑食事が主　　☐点滴・TPNが主　　☐経管栄養が主　　☐その他
受診：外来

≫TDMの主目的
- ☑ 投与量や投与間隔の設定やチェック
- ☐ 服薬状況のチェック
- ☐ 服薬方法・投与方法の検討や変更（剤形含む）
- ☐ 効果判定のため
- ☐ 副作用のチェック
- ☐ その他

≫測定法／測定システム（試薬）
LC/MS/MS

TDM実施時までの患者の状態・経緯

大動脈弁閉鎖不全症，僧帽弁閉鎖不全症の患者。発作性心房細動に対し，2007年よりシベンゾリンの服用を開始し，以降，投与量1回50mg 1日3回

毎食後を長期服用中である。シベンゾリン開始後は発作性心房細動の発症はない。腎機能障害を有する高齢者であり，加えて最近の数年間で体重が減少傾向であることより，2カ月ごとの外来受診時にシベンゾリンのTDMを実施している。

血中濃度測定

≫ 投与スケジュール
- ☐ 初期投与量設計時のスケジュール
- ☐ 維持投与量時のスケジュール
- ☑ 既に長期服用中のスケジュール

≫ 内容
シベンゾリン 1回50mg 1日3回毎食後に継続服用中。外来通院中のため，ピーク濃度での評価。なお，副作用発現濃度としてピーク値800 ng/mL以上が注意すべき濃度であると考えられており，この値を上回らないように解析を行った。

≫ 採血時間
① 2014/03/18　9:31
② 2014/05/27　9:40
③ 2014/08/05　9:23
④ 2014/10/14　9:21
⑤ 2014/12/16　9:26
⑥ 2015/03/03　9:30
⑦ 2015/05/12　9:41

≫ 測定結果
① 294 ng/mL
② 408 ng/mL
③ 547 ng/mL
④ 574 ng/mL
⑤ 801 ng/mL
⑥ 854 ng/mL
⑦ 535 ng/mL

≫ 解析結果
① 2014/03/18　現投与量で有効域内に入っており，血中濃度コントロールは良好。

②2014/05/27　現投与量で有効域内に入っており，血中濃度コントロールは良好。
③2014/08/05　現投与量で有効域内に入っており，血中濃度コントロールは良好。
④2014/10/14　現投与量で有効域内に入っており，血中濃度コントロールは良好。
⑤2014/12/16　血中濃度は若干高値であるため，症状に応じて減量を考慮。
⑥2015/03/03　血中濃度は高値を示しており，減量を考慮。
⑦2015/05/12　現投与量で有効域内に入っており，血中濃度コントロールは良好。

》測定・解析結果についての医師へのコメントと内容
☐ 行っていない　　☐ 口頭で行った　　☑ 文書で行った
血中濃度は高値を示しており，減量を考慮。

》医師とのディスカッションと内容
☑ していない　　☐ した

TDMによる投与スケジュールの変更と内容

☐ しない　　☑ した
シベンゾリン1回50mg 1日2回へ減量。

TDM実施後の患者の状態・経緯

　腎機能障害の増悪により，12/18の血中濃度は高値を示したため，シベンゾリン投与量は150mg/day→100mg/dayへ減量された。外来通院時の定期的な血中濃度モニタリングによって，シベンゾリン血中濃度上昇による低血糖等の副作用発現を未然に回避することができたと考えられる。なお，シベンゾリン投与量減量後も発作性心房細動の発現はなく経過した。

TDMの実施や結果についての患者説明と内容

☑ しない　　☐ した

薬物速度論パラメータ推定法・血中濃度推移・検査値推移等

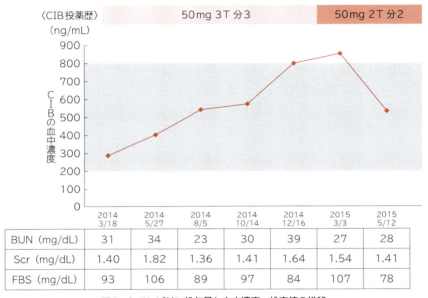

図1　シベンゾリン投与量と血中濃度，検査値の推移

【副作用発現濃度】
トラフ値：250 ng/mL 以上
ピーク値：800 ng/mL 以上

報告症例で苦労した点・疑問点と内容／この症例で学ぶべきポイント

　シベンゾリンの投与量は添付文書では300 mg/dayであるが，腎機能が低下し，低体重傾向である高齢者においては150 mg/dayで開始することが推奨されている。また，上野らによって初期投与ノモグラムが構築されており，腎機能，体重等により初期投与量設定を行うことが推奨されている。本症例においては，血中濃度測定結果により150 mgよりさらに100 mg/dayへの減量が必要であった。抗不整脈薬は長期的に服用することが多い薬剤であるが，外来通院中であっても定期的なモニタリングを行うことにより，腎機能・体重の変動に対応した迅速な投与量調節が可能であると考えられる。

症例提供者からの追加情報・コメント等

　身体所見：血圧126/47，心拍数70

41 定期的な血中濃度モニタリングによりシベンゾリン血中濃度上昇を早期に発見できた症例

検査値：RBC 2.73×106/μL，WBC 7.00×103/μL，Hb 9.0g/dL，PLT 280×103/μL，Na 141mEq/L，K 4.3mEq/L，CL 105mEq/L，BUN 27mg/dL，Scr 1.54mg/dL，GOT（AST）15U/L，GPT（ALT）9U/L，TP 6.8g/dL，Alb 3.5g/dL，CRP 4.61mg/dL，PT 16.8秒，PT-INR 1.36，空腹血糖 107mg/dL

参考文献

1) シベノール錠50mg・100mg添付文書（第19版），2015年5月
2) 大塚実：コハク酸シベンゾリンのTDM，その治療血漿中濃度の基準について．Pharma Medica，14(9)：155-166，1996
3) 上野和行 他：多数（732例）の日本人を対象としたシベンゾリン適正投与量の設定．診療と新薬，47(6)：559-563，2010

MEMO

ベプリジルにより薬剤性QT延長を呈した症例

KEYWORDS　ベプリジル，QT延長

小原 直紘，島本 裕子
国立循環器病研究センター薬剤部

TDMの目的と患者基本情報

≫報告事例内容
- 初期投与設計例
- ✓ 中毒例（解析・処置例など）
- 維持投与設計例
- 服薬指導・病棟活動への応用例
- 血中濃度解析例
- その他

≫報告対象薬物名
ベプリジル（ベプリコール）

≫患者基本情報
年齢：71歳　　性別：男性　　身長：162cm　　体重：73.2kg
主疾患：マルファン症候群　　合併症：大動脈弁輪拡張症，僧帽弁閉鎖不全症
報告薬物の対象疾患：発作性心房頻拍・心房粗動
主併用薬剤：アスピリン，ビソプロロール，アピキサバン
腎機能：異常（検査値　Scr＝1.22　BUN＝25　CLcr＝57.5）
肝機能：正常（検査値　GOT/GPT＝17/12）
栄養：✓食事が主　　点滴・TPNが主　　経管栄養が主　　その他
受診：外来

≫TDMの主目的
- 投与量や投与間隔の設定やチェック
- 効果判定のため
- 服薬状況のチェック
- ✓ 副作用のチェック
- 服薬方法・投与方法の検討や変更（剤形含む）
- その他

≫測定法／測定システム（試薬）
LC/MS/MS

TDM実施時までの患者の状態・経緯

　心房頻拍・心房細動に対してベプリジル100mg＋ビソプロロール2.5mg/dayを2012年より服用中の症例。これまでの心電図検査ではQT延長の傾向はなかったが，2014年6月の外来受診時に徐脈，QT延長が認められたため，薬

剤性を疑い血中濃度を測定した。

血中濃度測定

投与スケジュール
- ☐ 初期投与量設計時のスケジュール
- ☐ 維持投与量時のスケジュール
- ☑ 既に長期服用中のスケジュール

内容
ベプリジル 100 mg 1日1回朝食後で約2年間継続服用中。

採血時間
① 2014/6/19　11:53
② 2014/7/17　9:15

測定結果
① 1,056 ng/mL
② 548 ng/mL

解析結果
① 2014/6/19　血中濃度は若干高値であり，症状に応じて減量を考慮。
② 2014/7/17　現投与量でほぼ有効域に入っており，血中濃度コントロールは良好と考えられる。

測定・解析結果についての医師へのコメントと内容
☐ 行っていない　　☐ 口頭で行った　　☑ 文書で行った
血中濃度は若干高値であり，症状に応じて減量を考慮。

医師とのディスカッションと内容
☑ していない　　☐ した

TDMによる投与スケジュールの変更と内容
☐ しない　　☑ した
ベプリジル 50 mg 1日1回へ減量。

TDM実施後の患者の状態・経緯

薬剤性QT延長との診断によりベプリジルを50 mg/dayへ減量後，QT延長は改善した。しかしながら心房頻拍が再発したため，ベプリジル50 mgにベラパミル80 mg×2/dayを併用したところ洞調律維持可能となった。

TDMの実施や結果についての患者説明と内容

☑ しない　☐ した

薬物速度論パラメータ推定法・血中濃度推移・検査値推移等

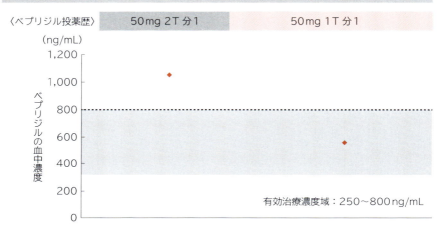

図1　ベプリジル投与量と血中濃度，心電図データの推移

報告症例で苦労した点・疑問点と内容／この症例で学ぶべきポイント

　ベプリジルの副作用としてQT延長，徐脈性不整脈，Torsade de Pointesなどがあり，特にQT延長は血中濃度 800 ng/mL以上で生じやすいと報告されている。一方，ベプリジルの持続性心房細動に対する投与量は100 mg/dayから開始することとされているが，本症例においては血中濃度測定により100 mg/dayよりさらに減量が必要であった。ベプリジルの代謝に関与する分子種は主にCYP2D6である。日本人におけるPMの頻度は低い一方，やや活性の低いIMの頻度は約40％と高いことが報告されている。
　このようなCYP2D6活性の個体差がベプリジルの代謝に影響を及ぼす可能性が考えられるため，血中濃度測定はより重要な意味をもつと考えられる。

参考文献

1) 日本心電学会学術諮問委員会 編著：ベプリジルの基礎と臨床【新版】―上手に使うコツ―，ライフメディコム，2013
2) Shiga T, et al.：Clinical outcome in patients with paroxysmal or persistent atrial fibrillation receiving bepridil. Circ J, 75(6)：1334-1342, 2011
3) ベプリコール錠50mg・100mgインタビューフォーム（第9版），2014年8月
4) Kubota T, et al.：Frequencies of CYP2D6 mutant alleles in a normal Japanese population and metabolic activity of dextromethorphan O-demethylation in different CYP2D6 genotypes. Br J Clin Pharmacol, 50(1)：31-34, 2000
5) Nishida Y, et al.：CYP2D6 genotypes in a Japanese population: low frequencies of CYP2D6 gene duplication but high frequency of CYP2D6＊10. Pharmacogenetics, 10(6)：567-570, 2000

MEMO

透析患者に対するバンコマイシン投与量の検討

KEYWORDS バンコマイシン,透析,透析外クリアランス

万塩 裕之
安城更生病院薬剤部

TDMの目的と患者基本情報

≫報告事例内容
- ☐ 初期投与設計例
- ☐ 中毒例(解析・処置例など)
- ☑ 維持投与設計例
- ☐ 服薬指導・病棟活動への応用例
- ☐ 血中濃度解析例
- ☐ その他

≫報告対象薬物名
塩酸バンコマイシン(塩酸バンコマイシン散0.5「MEEK」)

≫患者基本情報
年齢:76歳　性別:男性　身長:154cm　体重:51.4kg
主疾患:腰部脊柱管狭窄症　合併症:慢性腎不全(透析),糖尿病,高血圧,高脂血症,狭心症,間質性肺炎,ASO,創部感染
報告薬物の対象疾患:創部感染
腎機能:異常(検査値　Scr=4.02　BUN=18)
肝機能:正常(検査値　GOT/GPT=20/17)
栄養:☑ 食事が主　☐ 点滴・TPNが主　☐ 経管栄養が主　☐ その他
受診:入院

≫TDMの主目的
- ☑ 投与量や投与間隔の設定やチェック
- ☐ 効果判定のため
- ☐ 服薬状況のチェック
- ☐ 副作用のチェック
- ☑ 服薬方法・投与方法の検討や変更(剤形含む)
- ☐ その他

≫測定法/測定システム(試薬)
FPIA/TDX

TDM実施時までの患者の状態・経緯

腰部脊柱管狭窄症に対し後方除圧術を施行。弛張熱あり,術後9日目に熱源の検索。創部皮下に液貯留があり,穿刺にて貯留液を採取し培養。穿刺検体の塗抹標本は陰性であったが,培養の結果,MRCNSが検出されたためバ

ンコマイシン（VCM）投与開始となった。

血中濃度測定
≫投与スケジュール
- ☐ 初期投与量設計時のスケジュール
- ☑ 維持投与量時のスケジュール
- ☐ 既に長期服用中のスケジュール

≫内容
　当院における透析患者のVCMの投与プロトコールは，VCM 1,000 mg×1/day を2日間投与し，透析（HD）前に採血し血中濃度を評価している。20 μg/mLを下回っていればHD後に500 mgを追加投与する。

≫採血時間
　HD前。VCM投与後2時間時点。

≫測定結果
VCM開始後
HD #1前採血：26.22 μg/mL
HD #2前採血：16.83 μg/mL
→VCM追加投与後2時間：19.67 μg/mL
（HD #2の14時間前にイレギュラーな500 mgの投与あり）

≫解析結果
　薬物速度論パラメータ推定法・血中濃度推移・検査値推移等を参照。

≫測定・解析結果についての医師へのコメントと内容
- ☐ 行っていない　☐ 口頭で行った　☑ 文書で行った

　イレギュラーな投与があったにもかかわらず，十分な血中濃度が得られなかった。透析外クリアランスが大きいことが予測され，血中濃度の維持のため消失速度の解析が必要と思われた。

≫医師とのディスカッションと内容
- ☐ していない　☑ した

　解析結果からHD後の追加投与量を再設定。

TDMによる投与スケジュールの変更と内容
- ☐ しない　☑ した

　血中濃度を維持するため，HD後の投与量を1,000 mgへ増量を提案。

TDM実施後の患者の状態・経緯

　　HD後に1,000 mgを補充することで，血中濃度は20 μg/mL付近を維持できた。VCM投与開始16日目で再度皮下水腫への穿刺が実施され，培養は陰性だった。

TDMの実施や結果についての患者説明と内容

■ しない　　☑ した

　　具体的な血中濃度については言及せず，有効濃度を維持するために，採血にて血中濃度評価を行い投与量を決定することを平易な言葉で説明した。

薬物速度論パラメータ推定法・血中濃度推移・検査値推移等

　　HD #2前にVCMが500 mg投与されているにもかかわらず，HD前の採血で20 μg/mLを下回っていたため，透析外クリアランスが大きいと考えられた。透析外の消失を計算するため，1-コンパートメントモデルを用いて解析を行った。

　　HD #2後，手順通り500 mgが投与され，リバウンドと分布を考慮し投与終了後2時間経過時に再度採血が実施され，19.67 μg/mLであった。HD #3前血中濃度を15，10および5 μg/mLと仮定した場合，HD #4前血中濃度がそれぞれどのように推移するか，また，HD #3後に必要な補充量についてシミュレーションを行った。

　　最初に，HD #3前血中濃度が15，10および5 μg/mLと仮定した場合，消失速度定数keをke＝ln(C_0/C)/tを用いて算出した結果，それぞれ0.0069，0.017および0.035（/hr）となった。HDによるVCMの除去率は透析条件により異なる[2]が，30%と仮定してHD #4前（trough）の血中濃度を予測すると，濃度はそれぞれ6.6，2.2および0.34 μg/mLとなった（図1）。シミュレーション結果から，追加投与を行わない場合，一般的な目標血中trough濃度である10～15 μg/mLを維持できないことがわかった。本症例の場合，感染部位は皮膚・軟部組織であり，皮膚・軟部組織へのVCMの移行性は不良とされていることから[2]，標的組織への移行性を考慮すると目標血中trough濃度は15～20 μg/mLと設定するのが妥当と考えた。このことからも，HD後の追加投与が必要であることがわかった。

　　次に，HD後の補充用量について検討した。500 mg投与では不十分であったため，1,000 mgを投与する場合の血中濃度推移をシミュレーションした。分布容積Vdを1.0 L/kgとし[4]，1,000 mgの投与による血中濃度の変化量と上記ke

を用いてHD #4前血中濃度を予測すると,それぞれ18.9,8.3および2.2μg/mLとなった。このことから,HD #3前血中濃度が15μg/mL付近であればHD後に1,000mgを追加投与することで目標血中濃度は維持でき,それよりも低値だった場合は非透析日にも追加を検討する必要があることがわかった。

　HD #3前の実測値は15.35μg/mLであり,前述の通りHD後に1,000mgを追加投与することで,HD #4前血中濃度は18.26μg/mLとなり予測通りの血中濃度推移を示した。また,その後も同様に透析ごとに1,000mgの投与を行い,20μg/mLのtrough値を維持することができた（図2）。

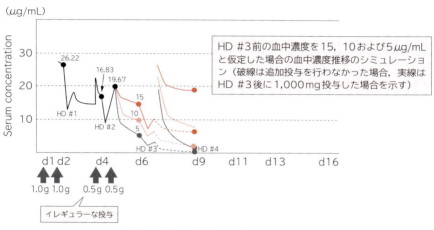

図1　VCM血中濃度のシミュレーション

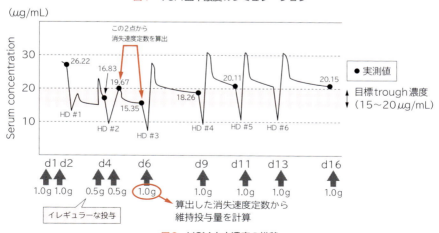

図2　VCM血中濃度の推移

本症例では創部皮下の貯留液からMRCNSが検出されたためVCM投与が開始されたが，塗抹標本は陰性であり，コンタミネーションの可能性は十分考えられた。経過の中で，臨床症状の改善がなかなか得られなかったが（もともと感染以外の要因で状態はよくないが），TDMにより標的組織における血中濃度は担保され，少なくともVCMの用量不足の可能性は除外することができた。

解析に使用した方法・速度論式・ソフト

　実測値からの計算

報告症例で苦労した点・疑問点と内容／この症例で学ぶべきポイント

　もともと患者の全身状態が悪く，VCM効果の確認が難しかった（効果判定の指標を設定しにくい）。

　HDによる除去率や分布容積は文献を参考に仮定するしかないが，報告により差があり，シミュレーションは常に幅をもたせておく必要があった。

　一般的な母集団から外れる患者は，血中濃度の実測値から固有の動態パラメータの算出を行い，投与設計を行う必要がある。

　有効性の評価が難しい場合，用量不足の可能性を除外するため，血中濃度評価を行う必要がある。

症例提供者からの追加情報・コメント等

　当院では，透析患者へのVCM投与は文献[2]を参考に次のように行っている。VCM 1,000mg＊1/dの負荷投与を2日間行い，透析前に血中濃度を評価し，20μg/mL未満であれば透析後に500mgを追加投与する手順となっている。

　この投与方法の場合，追加投与が必要十分量であるかは2回目HD前の採血（あるいは3回目以降の透析前採血）でしか評価できないため，投与方法が決まるまでに1週間近くかかってしまう可能性がある。低濃度で推移した場合，感染症治療の遅れが生じ患者の不利益につながると考えられる。さらに，菌の耐性化を誘導してしまう懸念もあり，適切な治療域へなるべく早く到達できるような投与設計・血中濃度評価が必要となる。

　当院では，VCMのTDMを行う際に，塩野義製薬株式会社が提供するソフトウェア（VCM-TDM）を使用し，ベイジアン法によって母集団パラメータから患者の動態パラメータを推定し投与設計を行っている。VCM-TDMで用いられている母集団[3]から外れている症例では，推定の正確性は低下す

ると思われ，使用するソフトウェアがどのような母集団のデータから成立しているか，または，どのような制限があるかを把握する必要があるといえる。

本症例は，透析患者であり，VCM-TDMを用いて解析するのは不可能な症例である。しかしながら，消失相において実測した2点から透析外での消失を考察することができ，算出される動態パラメータを使用すれば目標血中濃度を維持できる補充用量を検討することは可能である。五十嵐らは血液透析症例におけるVCM投与方法の検討を行い，適切な治療域に収束するような投与方法の提案を行っている[4]。その中で，症例によっては透析クリアランスや透析外クリアランスの算出が必要であることも言及しており，患者背景や投薬目的に応じた個別化が求められる。彼らの報告は5症例と少ないが，その中の症例の透析外クリアランス（最小-最大 1.0～5.1 mL/min，平均3.4 mL/min）と今回の症例の透析外クリアランス（5.4 mL/min）を比較しても，本症例の透析外クリアランスは大きく，追加投与の用量の検討は必要であったと確認できる。

今回の症例だけではなく，シミュレーションソフトで用いられている母集団から外れるような患者の投与設計を行う場合は，前述のような検討が必要であり，投与開始された段階から複数ポイントでの血中濃度評価を予定しておく必要がある。また，適切な評価を行うために，適切なタイミング・方法で採血されることも重要であり，投与・採血に関わる全体的なマネジメントが求められる。

■ 参考文献

1) 木村利美 編著：図解よくわかるTDM第2版　基礎から実践まで学べるlesson 125，じほう，2007
2) 平田純生 編著：透析患者への投薬ガイドブック 改訂2版 慢性腎臓病（CKD）の薬物治療，じほう，2009
3) Yasuhara M, et al.：Population pharmacokinetics of vancomycin in Japanese adult patients. Ther Drug Monit, 20(2)：139-148, 1998
4) 五十嵐正博 他：血液透析症例におけるvancomycinの適正投与方法の検討．日本化学療法学会雑誌，51(11)：693-702, 2003

ボリコナゾール開始後に肝胆道系酵素の上昇を認めた症例

KEYWORDS　ビリルビン上昇，ALP上昇，γ-GTP上昇

浦上 宗治
佐賀大学医学部附属病院感染制御部

TDMの目的と患者基本情報

≫ 報告事例内容
- ☐ 初期投与設計例
- ☐ 中毒例（解析・処置例など）
- ☐ 維持投与設計例
- ☐ 服薬指導・病棟活動への応用例
- ☑ 血中濃度解析例
- ☐ その他

≫ 報告対象薬物名
ボリコナゾール（ブイフェンド錠）

≫ 患者基本情報
年齢：76歳　　性別：男性　　身長：157cm　　体重：48kg
主疾患：急性骨髄性白血病　　合併症：バンコマイシンによる腎機能障害，肺アスペルギルス症の疑い
報告薬物の対象疾患：肺アスペルギルス症
主併用薬剤：ゾシン，テプレノン細粒，カルボシステイン錠，マグラックス錠，タケプロンOD錠
腎機能：異常（検査値　Scr = 2.11　BUN = 11.1　CLcr = 20.4）
肝機能：正常（検査値　GOT/GPT = 26/16）
栄養：☑食事が主　　☐点滴・TPNが主　　☐経管栄養が主　　☐その他
受診：入院

≫ TDMの主目的
- ☑ 投与量や投与間隔の設定やチェック
- ☐ 効果判定のため
- ☐ 服薬状況のチェック
- ☑ 副作用のチェック
- ☐ 服薬方法・投与方法の検討や変更（剤形含む）
- ☐ その他

≫ 測定法／測定システム（試薬）
HPLC

TDM実施時までの患者の状態・経緯

2013年11月に急性骨髄性白血病（FAB-M4, normal karyotype）と診断,

44 ボリコナゾール開始後に肝胆道系酵素の上昇を認めた症例

CAG療法を施行するも病勢制御できず，その後再寛解導入療法施行（AML201；DNR＋Ara-C），地固め療法1コース施行（MIT＋Ara-C）するも年齢など考慮され，2月からはビダーザ療法施行となった．ビダーザ療法9コース施行したのち，12月に骨髄検査で再発が発覚．2014年2月から再度寛解導入療法（DNR＋Ara-C）のため入院加療となった．3月17日（day 28），熱源精査の造影CTで肺アスペルギルス症を疑われ，VRCZ-PO 200 mg×2（初日のみ300 mg×2負荷投与）開始となる．3月20日ボリコナゾール（VRCZ）のTDM，（濃度測定が外注のため）3月26日解析．

血中濃度測定

>> **投与スケジュール**
- ☐ 初期投与量設計時のスケジュール
- ☑ 維持投与量時のスケジュール
- ☐ 既に長期服用中のスケジュール

>> **内容**

肺アスペルギルス症に典型的な画像所見にて，治療的投薬として目標troughは2～4 μ/mLとした．

>> **採血時間**

4日目，trough

>> **測定結果**

5.51 μ/mL

>> **解析結果**

50％減量で，100 mg×2を提案．

>> **測定・解析結果についての医師へのコメントと内容**
- ☐ 行っていない ☑ 口頭で行った ☐ 文書で行った

血液検査でGOT（AST），GPT（ALT）の上昇はないものの，ビリルビン，ALP，γ-GTPの上昇を認めており，時間経過からもVRCZによる副反応を疑います．100 mg×2への減量をご検討ください．

>> **医師とのディスカッションと内容**
- ☐ していない ☑ した

VRCZの副反応である可能性があるため，100 mg×2へ減量してはどうか？

TDMによる投与スケジュールの変更と内容

- ☐ しない ☑ した

3月26日からブイフェンド錠100mg×2に減量となった。

TDM実施後の患者の状態・経緯

3月30日にはALP 979，γ-GTP 724，GOT（AST）58，GPT（ALT）47，ビリルビン 3.0（抱合型有意）まで上昇したが，4月6日にはALP 532，γ-GTP 297，GOT（AST）20，GPT（ALT）22と低下し，VRCZは継続可能となった。

TDMの実施や結果についての患者説明と内容

☑ しない　☐ した

薬物速度論パラメータ推定法・血中濃度推移・検査値推移等

- 3月16日検査値（VRCZ開始前）
  ALP 181，γ-GTP 34，GOT（AST）17，GPT（ALT）47，総ビリルビン 0.5，抱合ビリルビン 0.0
- 3月26日検査値（TDM解析時）
  ALP 770，γ-GTP 653，GOT（AST）26，GPT（ALT）26，総ビリルビン 1.9，抱合ビリルビン 1.1
- 3月30日検査値（減量後）
  ALP 979，γ-GTP 724，GOT（AST）58，GPT（ALT）47，総ビリルビン 3.0，抱合ビリルビン 1.8
- 4月6日検査値（減量後）
  ALP 532，γ-GTP 297，GOT（AST）20，GPT（ALT）22，総ビリルビン 0.7，抱合ビリルビン 0.1

報告症例で苦労した点・疑問点と内容／この症例で学ぶべきポイント

　VRCZは肺アスペルギルス症の第1選択薬であり，副反応が出現しても軽症であれば用量を調節して継続を試みたい薬剤である。本症例はAST，ALTの所見は乏しかったものの，ALPやγ-GTP，ビリルビンの異常値を認めVRCZによる肝障害として用量調整を行い，投与を継続することができた。

　VRCZの肝障害はGOT（AST）/GPT（ALT），ALP，GTP，ビリルビンなどの評価を行う。肺アスペルギルス症に対するVRCZのように第1選択として位置づけられている薬剤では，たとえ副反応が出現しても，比較的軽症

や一過性の可能性があれば投与量の調節で継続を試みることも必要かもしれない。

TDMガイドラインでは目標trough≧1〜2μg/mLと記載されているが，2μg/mL以上で有効性が期待できるとの記述もなされている。また，trough≧4μg/mLで肝障害のリスクと記載されており，今回の目標troughは2〜4μg/mLとした。

症例提供者からの追加情報・コメント等

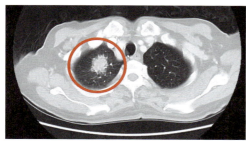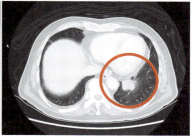

胸部造影CT
右上葉と左下葉のすりガラス陰影を伴った結節影（halo sign）で，肺アスペルギルスを疑う所見

MEMO

透析患者で腎がん治療薬スニチニブリンゴ酸塩のTDMを実施した症例

KEYWORDS　スニチニブ，透析，TDM

野田 哲史
滋賀医科大学医学部附属病院薬剤部

TDMの目的と患者基本情報

》》報告事例内容
- ☐ 初期投与設計例
- ☐ 中毒例（解析・処置例など）
- ☐ 維持投与設計例
- ☐ 服薬指導・病棟活動への応用例
- ☑ 血中濃度解析例
- ☐ その他

》》報告対象薬物名
スニチニブ（スーテント）

》》患者基本情報
年齢：66歳　　性別：男性　　身長：162cm　　体重：57kg
主疾患：腎細胞がん　　合併症：高血圧
報告薬物の対象疾患：腎細胞がん
主併用薬剤：バルサルタン，ラベプラゾール，バイアスピリン，ワルファリン，アルファカルシドール
腎機能：異常（検査値　Scr＝9.7　BUN＝42.1　CLcr＝5.7）
肝機能：正常（検査値　GOT/GPT＝19/18）
特記機能：透析
栄養：☑ 食事が主　　☐ 点滴・TPNが主　　☐ 経管栄養が主　　☐ その他
受診：入院

》》TDMの主目的
- ☑ 投与量や投与間隔の設定やチェック
- ☐ 効果判定のため
- ☐ 服薬状況のチェック
- ☐ 副作用のチェック
- ☐ 服薬方法・投与方法の検討や変更（剤形含む）
- ☐ その他

》》測定法／測定システム（試薬）
HPLC

TDM実施時までの患者の状態・経緯

20XX年8月に肉眼的血尿が出現し精査にて右腎腫瘍が指摘された。以前よ

45 透析患者で腎がん治療薬スニチニブリンゴ酸塩のTDMを実施した症例

り末期腎不全を患っていたが，同月より透析が導入となり，後腹膜鏡下右腎摘除術が施行された。病理診断はclear cell carcinomaであった。20XX年3月に右肺上葉に結節を認め，同年8月にVATs下右肺部分切除が施行された。20XX年5月に肺転移巣は増大し，同年8月に1次治療としてスニチニブが導入となった。投与開始時のPerformance Statusは0で，Memorial Sloan Kettering Cancer Center risk 分類はIntermediateであった。

血中濃度測定

≫ 投与スケジュール
- ☑ 初期投与量設計時のスケジュール
- ☑ 維持投与量時のスケジュール
- ☐ 既に長期服用中のスケジュール

≫ 内容
　スニチニブは，標準用量の半量25mg/日から4週間投与2週間休薬（1サイクル）として開始された。その理由としては，本患者は降圧薬を内服されているにもかかわらず，血圧が150/90mmHgと高値であり，スニチニブによる高血圧を危惧したためであった。そして，TDMを行いながら，1クールごとに投与量を調節していくこととなった。なお，本内容は滋賀医科大学の倫理委員会の承認のもと，患者の文書による同意を得たうえで実施した。

≫ 採血時間
　定常状態に達したと考えられる投与開始17日目（透析日）および投与18日目（非透析日）の投与前，投与2, 6, 12, 24時間後に採血を実施した。

≫ 測定結果
　総スニチニブ濃度（スニチニブ＋活性代謝物SU12662）は，day 17とday 18のピーク値はそれぞれ58.6ng/mL, 60.9ng/mL, AUCはそれぞれ，1,238ng×h/mL, 1,232ng×h/mLであった。

≫ 解析結果
　定常状態での透析日と非透析日の薬物動態学的パラメータはほぼ同等であり，スニチニブは透析の影響を受けないことが示唆された。また過去の*in vivo*実験から得られたスニチニブの有効域は50～100ng/mL[1]であり，有効域下限付近の値であることが示された。

≫ 測定・解析結果についての医師へのコメントと内容
- ☐ 行っていない　☐ 口頭で行った　☑ 文書で行った

　スニチニブは透析の影響を受けず，血中濃度は有効域下限付近です。

≫ 医師とのディスカッションと内容

☐ していない　☑ した

1サイクル目にGrade 2の白血球・血小板の減少を認めたため，同量で継続。

TDMによる投与スケジュールの変更と内容

☑ しない　☐ した

スニチニブを増量してG3, 4の血液毒性が発現した場合，添付文書[2]に準じてスニチニブの休薬・減量が必要となる。休薬の場合は治療強度が下がり，減量となると有効域を下回る可能性があり，投与量を変更せず，投与を継続した。

TDM実施後の患者の状態・経緯

2サイクル目も25 mg/日で4週投与2週休薬で継続され，重篤な副作用もなく4クール継続できた。各サイクルの定常状態における総スニチニブ濃度はおおむね50 ng/mL付近で推移し，その結果，抗腫瘍効果（partial response）を得た[3]。

TDMの実施や結果についての患者説明と内容

☐ しない　☑ した

スニチニブは透析の影響を受けないため，安全に使用できることを説明した。現投与量で効果を期待できる濃度推移を示していることをお伝えし，服薬アドヒアランスを向上させる動機づけを行った。

薬物速度論パラメータ推定法・血中濃度推移・検査値推移等

	スニチニブ			SU12662			Total drug		
	AUC_{0-24h}	C_{max}	t_{max}	AUC_{0-24h}	C_{max}	t_{max}	AUC_{0-24h}	C_{max}	t_{max}
	ng×h/mL	ng/mL	h	ng×h/mL	ng/mL	h	ng×h/mL	ng/mL	h
day 17 (on HD)	984	45.9	6	254	12.7	6	1,238	58.6	6
day 18 (off HD)	981	49.9	6	251	11.0	6	1,232	60.9	6

AUC：area under the concentration-time curve, C_{max}：maximum serum concentration, t_{max}：time to C_{max}, HD：hemodialysis

表1　1サイクル目のday 17（透析日）とday 18（非透析日）のスニチニブおよびSU12662の薬物動態学的パラメータ[3]

解析に使用した方法・速度論式・ソフト

AUCは，ノンコンパートメントモデルの台形法で算出した。

報告症例で苦労した点・疑問点と内容／この症例で学ぶべきポイント

血中濃度は有効域下限付近であったが，血液毒性のため増量することができなかった点。

腎がんでのスニチニブの承認試験[4]では，血液透析中の患者が除外されている。したがって，スニチニブの透析患者における有効性・安全性は確立されていなかった。スニチニブは肝代謝型薬剤で，蛋白結合率が高く，分布容積が大きいことから，透析の影響を受けにくいと予想できるが，臨床的知見に乏しかった。

今回のようなスニチニブを投与された患者への薬物動態学的アプローチは，透析患者を含むスペシャルポピュレーションにおける安全性の担保や至適用量の担保に重要であると考えられる。

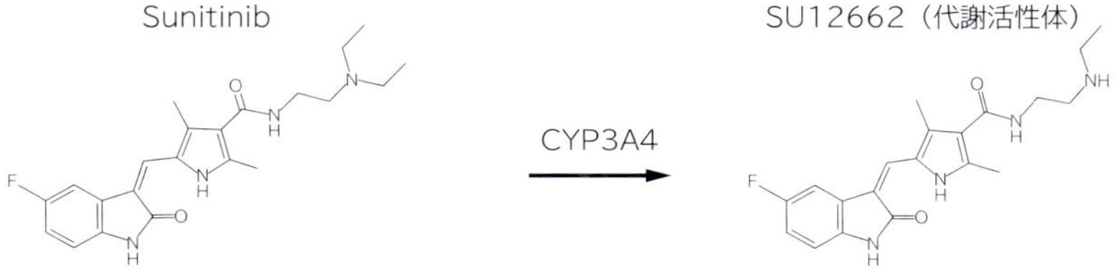

総スニチニブ濃度＝スニチニブ＋SU12662
定常状態：10～14日

	スニチニブ	SU12662
代謝酵素	CYP3A4	CYP3A4
半減期	40～60h	80～110h
タンパク結合率	95%	90%
分布容積	2,030L	3,080L

図1　スニチニブの薬物動態

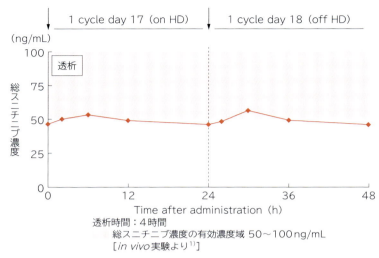

図2 非透析日(day 17)と透析日(day 18)における総スニチニブ(スニチニブ+SU12662)濃度推移[3]

参考文献

1) Mendel DB, et al.: In vivo antitumor activity of SU11248, a novel tyrosine kinase inhibitor targeting vascular endothelial growth factor and platelet-derived growth factor receptors: determination of a pharmacokinetic/pharmacodynamic relationship. Clin Cancer Res, 9(1): 327-337, 2003
2) スーテントカプセル12.5mg添付文書(第9版), 2013年8月
3) Noda S, et al.: Pharmacokinetic/Pharmacodynamic Analysis of a Hemodialyzed Patient Treated with 25mg of Sunitinib. Case Rep Oncol, 5(3): 627-632, 2012
4) Motzer RJ, et al.: Sunitinib versus interferon alfa in metastatic renal-cell carcinoma. N Engl J Med, 356(2): 115-124, 2007

MEMO

血液透析施行中の高度腎機能障害患者に対するリネゾリドの投与量設計

KEYWORDS 血液透析，腎機能障害

武隈 洋
北海道大学病院薬剤部，同大学院薬学研究院

TDMの目的と患者基本情報

≫ 報告事例内容
- ☐ 初期投与設計例
- ☐ 中毒例（解析・処置例など）
- ☑ 維持投与設計例
- ☐ 服薬指導・病棟活動への応用例
- ☐ 血中濃度解析例
- ☐ その他

≫ 報告対象薬物名
リネゾリド（ザイボックス注射液 600 mg）

≫ 患者基本情報
年齢：79歳　　性別：女性　　身長：147 cm　　体重：42〜47.7 kg
主疾患：シェーグレン症候群　　合併症：閉塞性細気管支炎，間質性腎炎
報告薬物の対象疾患：間質性腎炎，肺水腫
主併用薬剤：アムロジピン，プレドニゾロン，アロプリノール，フロモックス，メテノロン，ゾルピデム
腎機能：異常（検査値　Scr = 5.2　BUN = 92　CLcr = 4.9）
肝機能：正常（検査値　GOT/GPT = 16/15　T-bil = 1.1）
特記機能：異常（検査値　TP = 5.1　S-Alb = 3）
栄養：☐ 食事が主　　☑ 点滴・TPNが主　　☐ 経管栄養が主　　☐ その他
受診：入院

≫ TDMの主目的
- ☑ 投与量や投与間隔の設定やチェック
- ☐ 効果判定のため
- ☐ 服薬状況のチェック
- ☐ 副作用のチェック
- ☐ 服薬方法・投与方法の検討や変更（剤形含む）
- ☑ その他（リネゾリド血中濃度に対する透析の影響評価）

≫ 測定法／測定システム（試薬）
HPLC

TDM実施時までの患者の状態・経緯

シェーグレン症候群に伴う閉塞性細気管支炎，間質性腎炎のため第一内科，第二内科通院中，呼吸不全，腎不全の悪化，肺水腫の疑いで緊急入院。加療後，肺水腫は改善傾向にあったが，発熱や呼吸不全は改善しなかった。その後，血液培養にてMRSAが検出されたため，テイコプラニンの投与をTDM施行のもと開始した（図1）。しかしながら，腎機能がさらに悪化したため，リネゾリド投与へ変更となった。以後，透析導入を契機に，TDM実施に至った（図2）。

血中濃度測定

≫ 投与スケジュール
- ☑ 初期投与量設計時のスケジュール
- ☐ 維持投与量時のスケジュール
- ☐ 既に長期服用中のスケジュール

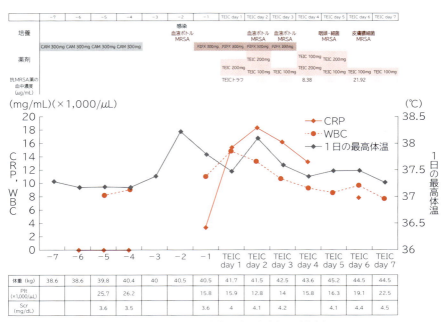

図1 抗MRSA薬投与期間中の臨床経過（前半）

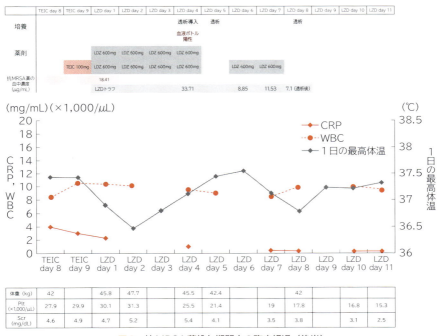

図2 抗MRSA薬投与期間中の臨床経過（後半）

》》内容
　1回600 mg　2時間点滴静注　1日2回　12時間ごと

》》採血時間
　6回目投与後に導入となった血液透析（投与終了8時間後に開始，3時間施行）の前後，および点滴終了1時間後，トラフ（点滴終了8時間後）の4点。

》》測定結果
透析前：43.9 μg/mL
透析後：21.9 μg/mL
点滴終了1時間後：42.2 μg/mL
トラフ：33.7 μg/mL

》》解析結果
ピーク，トラフともに高値
透析時の半減期：3時間
（3時間透析で50％が除去）
非透析時の半減期：21.7時間

分布容積：29.5L

≫測定・解析結果についての医師へのコメントと内容

- ☐ 行っていない　 ☑ 口頭で行った　 ☐ 文書で行った

1日間休薬（透析1回含む）のあと，1日1回600mgへ減量を提案（トラフターゲット：5～10μg/mL）。

≫医師とのディスカッションと内容

- ☐ していない　 ☑ した

トラフ濃度に基づいた投与量の調整と血中濃度高値（蓄積）の要因について，循環不全の腎外クリアランスの低下と考察。

TDMによる投与スケジュールの変更と内容

- ☐ しない　 ☑ した

1日間休薬（透析1回含む）のあと，1日1回600mgへ減量。

TDM実施後の患者の状態・経緯

リネゾリド投与開始4日目に血液培養でMRSA陰性化となり，7日目の投与で終了（図2）。

TDMの実施や結果についての患者説明と内容

- ☑ しない　 ☐ した

薬物速度論パラメータ推定法・血中濃度推移・検査値推移等

薬物速度論パラメータの解析には，非透析時の半減期が約22時間と非常に遅延していたため，リネゾリドの実際の投与は点滴であったが，簡易的に急速静注モデルを採用し，点滴終了1時間値を用いて分布容積も算出した。この条件で算出したパラメータを用いてシミュレートした結果，実測値と近い値となった。また，休薬から再開後にトラフ，透析前後を再度確認のため測定したが，予測値に近い値であった（図3）。

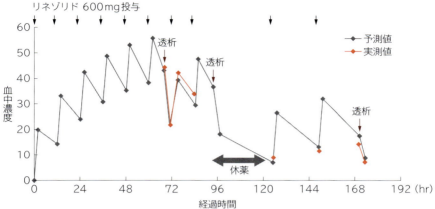

図3 リネゾリド血中濃度の予測値と実測値

解析に使用した方法・速度論式・ソフト

1-コンパートメントモデル（血管内急速静注）

報告症例で苦労した点・疑問点と内容／この症例で学ぶべきポイント

リネゾリドは，腎排泄率が3割程度とされており，腎機能が高度に悪化しただけでは今回得られた血中濃度まで高くなることはない。全身状態の悪化により，腎外クリアランスが低下したと考えているが，その明確な要因は不明。

添付文書には，腎機能障害での投与量調整は必要ないこと，3時間の間歇透析により約30%が除去されるとの記載があるが，高度な腎機能障害をもち全身状態の悪い患者では，予想以上のクリアランスの低下の可能性があること，透析は条件により除去率が異なることが改めて示され，このような場合可能な限りTDM実施が望ましいと考えられる。

参考文献

1) Brier ME, et al.：Pharmacokinetics of linezolid in subjects with renal dysfunction. Antimicrob Agents Chemother, 47(9)：2775-2780, 2003
2) Fiaccadori E, et al.：Removal of linezolid by conventional intermittent hemodialysis, sustained low-efficiency dialysis, or continuous venovenous hemofiltration in patients with acute renal failure. Crit Care Med, 32(12)：2437-2442, 2004
3) Meyer B, et al.：Multiple-dose pharmacokinetics of linezolid during continuous venovenous haemofiltration. J Antimicrob Chemother, 56(1)：172-179, 2005

索引

欧文
ALP上昇　200
APTT　117
ARC　147, 177
CYP3A4　93
Excel　109
MRSA　36, 50, 71
MRSA感染症　36
MRSA肺炎　46
poor metabolizer　143
QT延長　190
UGT1A1　55
γ-GTP上昇　200

あ
アドヒアランス　15
アミオダロン　101, 164, 167
アルベカシン　46
維持投与設計　89
遺伝子情報　55
イトラコナゾール　10
イリノテカン塩酸塩水和物　55
エベロリムス　134

か
下肢熱傷後骨髄炎　36
活性代謝物　60
化膿性脊椎炎　84
カルバマゼピン　5, 93
間質性肺炎　134

感染性心内膜炎　105
肝胆道系酵素　200
急性腎不全　26
菌血症　89
クラリスロマイシン　93
血圧管理　75
血液透析　125, 209
血清クレアチニン値　158
抗MRSA薬　84
高度腎機能障害　209
高度肥満　80
高齢者　42, 174
骨髄炎　36
骨髄抑制　138

さ
採血タイミング　89
ジギタリス中毒　170
シクロスポリン　129
ジゴキシン　101
シスタチンC　42, 158
持続静脈注射　105
シベンゾリン　185
重症心疾患　89
重度敗血症　84
出血　75
小児　109
初回負荷投与　125
初期投与設計　71
徐脈　174

腎移植患者　21
腎がん　204
腎機能　64
腎機能障害　50, 75, 129, 174, 185, 209
腎機能評価　42
深部静脈血栓症　117
心不全　181
水分摂取量　64
スニチニブリンゴ酸塩　204
生体腎移植　21, 129, 134, 138
セカンドピーク　31
躁うつ病　1
相互作用　5, 10

た

タクロリムス　5, 10, 21
脱水　170
脱毛　1
炭酸リチウム　64
中毒　60, 64, 97, 143
低クレアチニン　42
テイコプラニン　50, 84
低心機能　89
低体重　42
てんかん　109
透析　151, 194, 204
糖尿病　36
投与スケジュール　67
投与設計　21
投与量設計　209
トラフ値　15

な

ニロチニブ　15
妊娠　117

は

敗血症　71, 80
バルプロ酸ナトリウム　1, 109
半減期　26, 164
バンコマイシン　71, 75, 80, 89, 125, 147, 177, 194
バンコマイシンクリアランス　158, 181
非線形動態　67, 97
ビリルビン上昇　200
ピルシカイニド　174
フェニトイン　67, 97, 151
フェノバルビタール　60
副作用　31
浮腫　46
プリミドン　60
ベイジアン法　67
ヘパリン皮下注射　117
ベプリジル　190
ベンジルペニシリン　105
ボリコナゾール　143, 200

ま

ミコフェノール酸モフェチル　31, 138
メトトレキサート　26

や

薬物相互作用　101
遊離型濃度　151
用量調節　97

ら

リネゾリド　209
臨床判断支援　109
ループス腎炎　10

臨床現場で役立つ！
実例から学ぶTDMのエッセンス

定価　本体3,000円（税別）

平成28年5月15日　発行

編　集	日本TDM学会　TDM実例集編集委員会
発行人	武田　正一郎
発行所	株式会社　じほう

　　　101-8421　東京都千代田区猿楽町1-5-15（猿楽町SSビル）
　　　電話　編集　03-3233-6361　販売　03-3233-6333
　　　振替　00190-0-900481
　　　＜大阪支局＞
　　　541-0044　大阪市中央区伏見町2-1-1（三井住友銀行高麗橋ビル）
　　　電話　06-6231-7061

組版・印刷　永和印刷（株）

©2016
Printed in Japan

本書の複写にかかる複製，上映，譲渡，公衆送信（送信可能化を含む）の各権利は株式会社じほうが管理の委託を受けています。

[JCOPY] ＜(社)出版者著作権管理機構　委託出版物＞
本書の無断複製は著作権法上での例外を除き禁じられています。
複製される場合は，そのつど事前に，(社)出版者著作権管理機構（電話 03-3513-6969，FAX 03-3513-6979，e-mail：info@jcopy.or.jp）の許諾を得てください。

万一落丁，乱丁の場合は，お取替えいたします。
ISBN 978-4-8407-4847-6